DER HOHLFUSS

SEINE ENTSTEHUNG UND BEHANDLUNG

VON

DR. M. HACKENBROCH
PRIVATDOZENT · OBERARZT DER
ORTHOPÄDISCHEN KLINIK KÖLN

MIT 40 ABBILDUNGEN

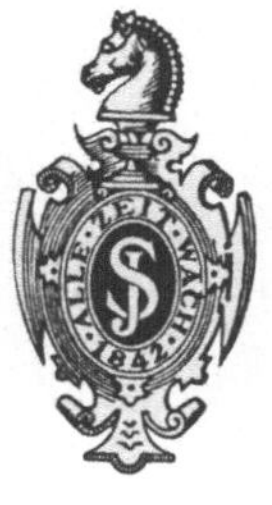

BERLIN
VERLAG VON JULIUS SPRINGER
1926

ISBN 978-3-642-50560-7 ISBN 978-3-642-50870-7 (eBook)
DOI 10.1007/978-3-642-50870-7

SOFTCOVER REPRINT OF THE HARDCOVER 1ST EDITION 1926

HERRN PROFESSOR

DR. KARL CRAMER

IN DANKBARKEIT

Vorwort.

Das Hohlfuß-Problem, mit dem sich die vorliegende Arbeit ausschließlich beschäftigt, ist ohne Zweifel in den letzten Jahren populärer geworden, sowohl in der Literatur wie auch im praktischen Vorkommen. Das Interesse an ihm ist gewachsen gleichzeitig mit der Notwendigkeit, sich mit der Behandlung dieser Deformität zu befassen. Dazu kommt, daß die ätiologische Seite des Hohlfußproblems mancherlei Anziehendes und Reizvolles bietet. Die Schule Cramers, meines hochverehrten Chefs, hat sich unter seiner Anregung seit Jahren mit diesen Fragen beschäftigt (Duncker, Roeren); die Möglichkeit praktischen Handelns bot in überaus reichem Maße das große Material der Kölner Klinik. Verschiedene neue, mittlerweile erprobte Behandlungsvorschläge wurden hier ausgearbeitet und nach der theoretischen Seite hin fundiert. Die Ergebnisse der Arbeiten eines Jahrzehnts liegen hier vor. Daß sie kein Abschluß sein kann, geht aus ihr selbst zur Genüge hervor. Ihr Zweck ist vielmehr, längst Bekanntes, aber in der Literatur Verstreutes zu sammeln und, gegründet auf dem Hergebrachten, mehr oder minder Erprobtem, Neues zur Kenntnis zu bringen. Wenn dieses Neue, wie ich hoffe, zugleich auch ein Besseres bedeuten sollte — um so besser.

Hervor ging diese Arbeit aus dem 1924 erschienenen Sammelreferat „Der Hohlfuß" in den Ergebnissen der Chirurgie und Orthopädie, das allerdings dabei eine beträchtliche Erweiterung und Umarbeitung erfuhr, unter Hinzuziehung anderer inzwischen erschienener Arbeiten des Verfassers über den gleichen Gegenstand. Die Literatur ist bis in die jüngste Zeit berücksichtigt.

Die im Buche abgebildeten Radiogramme stammen aus dem Städtischen Licht- und Röntgeninstitut des Bürgerhospitals, dessen Leiter, Herrn Prof. Gräßner, ich hierfür besonderen Dank schulde.

Köln, im November 1925.

M. Hackenbroch.

Inhaltsverzeichnis.

Einleitung.

Ein Blick in die orthopädische Tagesliteratur zeigt jedem, der es noch nicht aus eigener Erfahrung weiß, daß eine rationelle Behandlung der Fußdeformitäten nach einheitlichen Gesichtspunkten heute noch nicht getrieben wird. Namhafte Forscher sprechen es offen aus, und der Kongreßbericht der Deutschen Orthopädischen Gesellschaft fast jeden Jahres gibt eine lebendige Illustration. Man ist sich zwar im allgemeinen einig darüber, daß die Deformität selbst und nicht nur die Störung der Funktion behandelt werden soll, aber bei der Frage der Methodik gehen die Ansichten weit auseinander. Große gegnerische Gruppen stehen sich gegenüber, die prinzipiell entgegengesetzte Verfahren befürworten: die Anhänger des unblutigen Redressements, die anscheinend dank der energischen und zielbewußten Arbeit von Ferd. Schulze-Duisburg erheblich im Zunehmen begriffen sind, und auf der anderen Seite die große Zahl derer, die nach bewährten alten Methoden der Tenotomie, Sehnenplastik und Osteotomie die Heilung herbeizuführen suchen. Dazwischen stehen zahllose Eklektiker, die angeblich individuell vorgehend bald das eine, bald das andere Verfahren oder aber eine bewährte Mischung verschiedener Methoden versuchen. Wie überall in der Therapie so stellt auch hier die Vielheit der Methoden der Qualität und Brauchbarkeit der einzelnen kein gutes Zeugnis aus. Daß also eine Vereinheitlichung der Therapie durchaus zu wünschen und als Ziel der Zukunft zu erstreben ist, wird schon von hier aus klar.

Das Nebeneinanderstehen so schroffer Gegensätze, wie sie die Ansichten extremer Vertreter der beiden Richtungen, etwa Schulzes und Wullsteins, darstellen, muß zur Kritik reizen. Was ist also der Grund dieser weitgehenden Differenzen und von wo kann die erstrebte Besserung kommen?

Schulze selbst weist mehrmals mit Nachdruck darauf hin, daß die Grundlage aller chirurgisch-orthopädischen Behandlung die pathologische Anatomie sein muß. Meinungsverschiedenheiten in diesem Punkte müssen sich also zum großen Teil auf mangelnde Erforschung pathologisch-anatomischer und physiologischer Tatsachen zurückführen lassen, mindestens aber auf eine ungenügende Berücksichtigung der bekannten Fakta. Daß dem in der Tat so ist, wird mancherseits eingestanden, und die folgenden Ausführungen werden es an dem Beispiel des Hohlfußes erhärten. Allerdings muß hier auch sofort ein gewichtiger Grund zur wenigstens teilweisen Erklärung dieser Verhältnisse angeführt werden: das ist die außerordentlich große Schwierigkeit, die der tierexperimentellen Methodik auf dem Gebiete der Fußdeformitäten naturgemäß entgegensteht; und nicht nur dieser, sondern auch die Gelegenheit zu pathologisch-anatomischen Studien dieser Art ist im Vergleich zu irgendwelchen anderen Krankheitszuständen anderer

Organe, wofern sie nur infolge der herrschenden Verhältnisse der Obduktion zugänglicher sind, selten. Andererseits sind die zur Verfügung stehenden klinischen Methoden mit Einschluß des Röntgenverfahrens zur Erforschung der verwickelten Gelenkmechanik am Fuß unzureichend oder nicht genügend ausgebaut. Jedoch ist auch wieder nicht zu verkennen, daß aus vorzüglichen grundlegenden theoretischen Arbeiten von Fick, Straßer u. a. bereits gewonnene Ergebnisse in der Praxis nicht genügend beachtet und beim therapeutischen Handeln nicht verwertet worden sind.

Diese Gesichtspunkte beim Hohlfuß Anwendung finden zu lassen, lag nahe. Zunächst aus einem rein praktischen Bedürfnis; denn nicht nur nach eigener Erfahrung, auch nach den in der Literatur niedergelegten Ergebnissen, hat es den deutlichen Anschein, als ob bei keiner anderen Fußdeformität die Resultate der Behandlung so unbefriedigend gewesen sind als gerade beim Hohlfuß. Außerdem kommt dem Thema zweifellos eine gewisse Aktualität zu. Neben der steigenden Zahl von Arbeiten über diesen Gegenstand aus allerjüngster Zeit zeigt dies die aus statistischen Angaben hervorgehende zunehmende Häufigkeit der Deformität. Kamen doch in den ersten vier Monaten des Jahres 1924 allein soviele Hohlfußleidende an der Kölner orthopädischen Klinik des Bürgerhospitals zur Behandlung wie in den 6 Jahren 1910 bis 1915 zusammen! (Siehe „Der Hohlfuß" von Hackenbroch in den Ergebnissen d. Chir. Bd. 17, 1924.) Diese relative Seltenheit des Leidens in früheren Jahren erklärt auch seine ziemliche Vernachlässigung in der Literatur, die schon früheren Autoren (Wette) auffiel. Allerdings nur zum Teil. Ein anderer Grund, auch zur Erklärung der Unzulänglichkeit der therapeutischen Bestrebungen, liegt darin, daß es an einer scharfen Abgrenzung des klinischen Bildes des eigentlichen Hohlfußes fehlte, indem die Deformität sehr häufig bis in letzter Zeit mit anderen, in gelenkmechanischer Beziehung zum Teil entgegengesetzten, zusammengeworfen wurde. Nach mündlichen Mitteilungen namhafter Orthopäden wird allerdings die gesteigerte Häufigkeit des Hohlfußes keineswegs überall beobachtet.

Im übrigen teilt die Deformität die gesteigerte Frequenz in den Nachkriegsjahren mit allen anderen Fußdeformitäten. Wohl mit Recht macht Hohmann für diese Tatsache Unterernährung, gesunkene allgemeine körperliche Leistungsfähigkeit bei verschärftem Kampf ums Dasein verantwortlich. Es mag gezwungen erscheinen, für zwei so gegensätzliche Krankheitsbilder wie für Hohl- und Plattfuß, was ihre Häufung in den letzten Jahren angeht, die gleiche Erklärung des Mißverhältnisses zwischen Anforderung und Leistungsfähigkeit annehmen zu wollen. Der Eindruck wird sich aber verlieren, wenn man auf die ätiologische Seite des Hohlfußproblems eingeht, was weiter unten zu geschehen hat.

Definition der Deformität.

Schon die Bezeichnung des Hohlfußes ist keine einheitliche. Die beste und exakteste ist die von Straßer nach gelenkmechanischen Gesichtspunkten angegebene: Pes cavo-varus als Spiegelbild des Pes plano-valgus, oder genauer: Pes postice varus s. supinatus s. torsus, antice pronatus s. detorsus. Damit sind die entscheidenden Änderungen in der Gelenkstellung genau angegeben. Im übrigen finden sich die Benennungen Pes excavatus, arcuatus, pied creux, die fast regelmäßig vorhandene Klauenstellung der Zehen führt in Analogie mit der ulnarisgelähmten Hand zur Bezeichnung Klauenhohlfuß (Griffe pied creux, Hollow Claw Foot). Vom „idiopathischen" Hohlfuß war zu einer Zeit die Rede, als die Ätiologie noch vollkommen im Dunkeln lag; Hohlfüße, die bei Spina bifida occulta vorkommen, wurden so genannt (Geiges, Bibergeil). Nach Aufklärung der ätiologischen Beziehungen beider Mißbildungen wird der Ausdruck mit Recht abgelehnt (Kölliker). Bei alledem ist zu bedenken, daß der Hohlfuß in absolut reiner Form selten ist. Meist ist er mit mehr oder weniger betonter Klumpfuß-, Hackenfuß- oder Spitzfußstellung, nicht selten auch mit Knickfußstellung vergesellschaftet. Demgemäß macht auch die Definition einige Schwierigkeiten. Nach Hoffa wird als Hohlfuß die Fußdeformität bezeichnet, die in der vermehrten Aushöhlung der Fußsohle besteht; ähnlich nach Schultheß die Fußform mit auffallend starker Ausprägung des Fußgewölbes. Beide Definitionen sind offensichtlich auch auf den Hackenfuß anwendbar, bisweilen auch auf Klump- und Spitzfuß. Charakteristisch für den eigentlichen Hohlfuß ist die überphysiologische Vermehrung des Fußgewölbes, aber nicht auf Kosten einer vermehrten dorsalen Aufrichtung des Fersenbeins, sondern in erster Linie bedingt durch eine plantare Abknickung oder Steilstellung des Vorfußes, verbunden mit dessen Drehung im Sinne der Pronation. Die Mitte des inneren und bei hochgradigen Fällen auch des äußeren Fußrandes ruht auf dem Boden beim Auftritt nicht auf; die Deformität gibt dabei einen charakteristischen Fußabdruck. Mit dieser Deformität des Pes cavovarus sensu strictiori beschäftigen sich die nachstehenden Untersuchungen und Beobachtungen. Daß aber nicht grundlos diese strenge Scheidung des Begriffs Hohlfuß betont wird, beweist neuerdings wieder die außerordentlich knappe Bearbeitung dieses Kapitels in einem neuen Lehrbuch, wo die Deformität noch als Spielart des Klumpfußes aufgefaßt wird und damit alte Fehler früherer Zeiten wiederholt werden, denen die schlechten Behandlungsergebnisse natürlich — zum Teil wenigstens — zur Last zu legen sind.

Statistik.

Sicher ist, daß der Hohlfuß nicht im entferntesten so häufig ist wie der Plattfuß. In älteren Statistiken wird er gar nicht aufgeführt. Meist verschwindet er hier in der Gesamtmenge der anderen Deformitäten besonders in der Kategorie Klumpfuß und Hackenfuß. So in der bekannten Statistik von Roberts, die auch Hoffa anführt. Der weite Abstand hinter dem Plattfuß erklärt sich zwanglos aus der ganz anderen Ätiologie: dort der

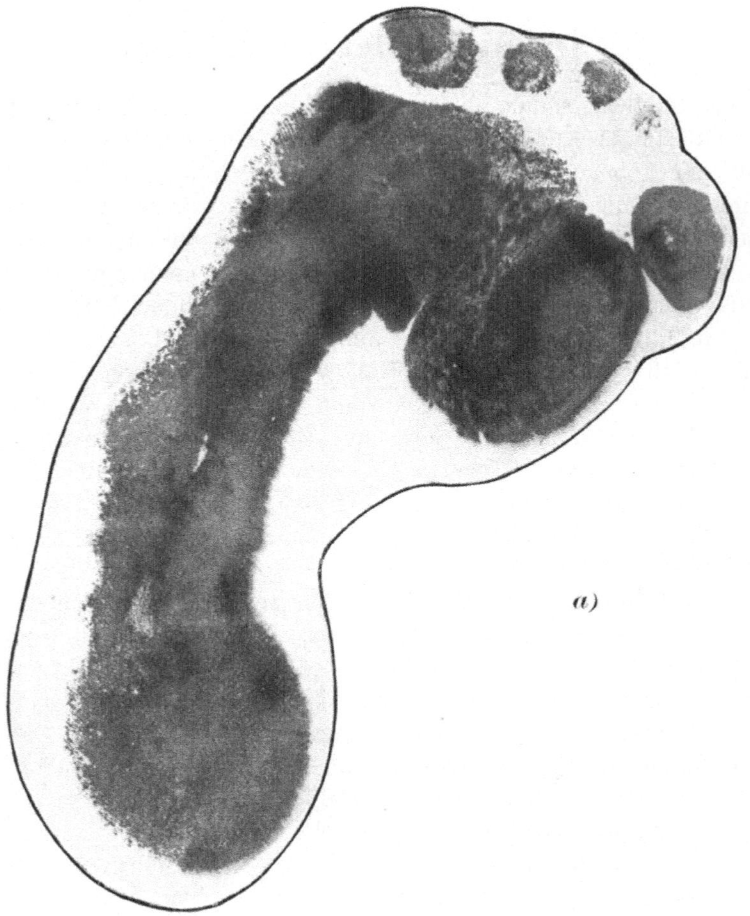

Abb. 1 a u. b. Sohlenabdruck von Klumphohlfüßen eines Adolescenten (in mehreren Generationen familiär). Starke Adductionskomponente. Abb. aus Hackenbroch, der Hohlfuß, Ergebn. f. Chir. u. Orthop. 1924.

passive Vorgang des Versagens und Einsinkens des Fußgewölbes unter dem Einfluß der Körperlast, gesteigerter Beanspruchung, allgemeinschädigender Wirkungen modern zivilisierter Daseinsform, hier der aktive Vorgang der Vermehrung der Fußwölbung entgegen der Einwirkung genannter Faktoren auf Grund von Störungen des Muskelgleichgewichts am Fuß, also durch aktive Muskelkraft, die in abnormer Weise gesteigert ist, ohne genügendes Gegengewicht anderer Muskelgruppen und an falscher Stelle sich betätigt. Sekundär allerdings kommen auch statische Kräfte passiver Natur hinzu.

Ob der Hohlfuß hinter dem Klumpfuß an Zahl wesentlich zurücksteht, erscheint zweifelhaft. Es fehlen darüber größere Statistiken. An der Kölner Klinik halten sich beide Deformitäten die Wage, wenigstens neuerdings, denn seine Frequenz hat bedeutend zugenommen, wie aus folgenden Zahlen zu ersehen ist:

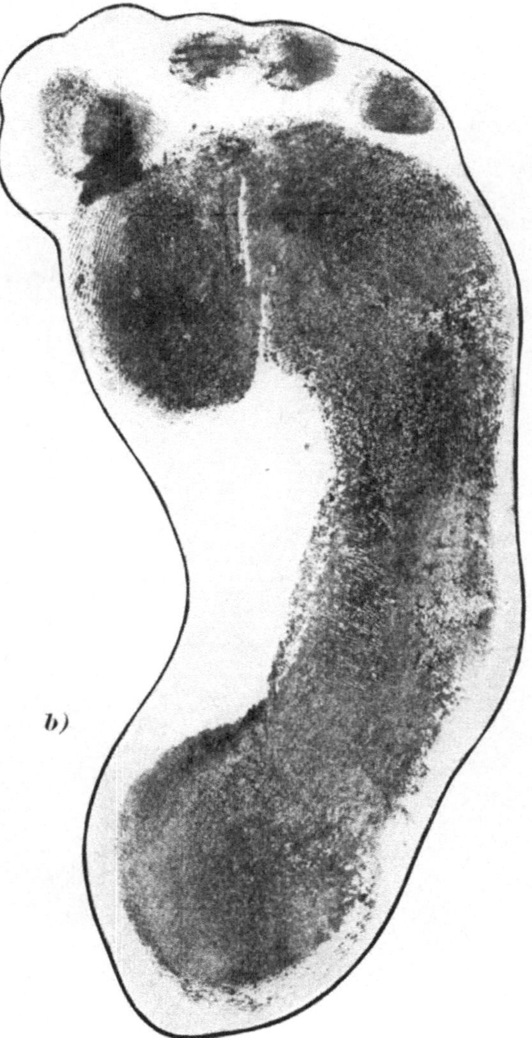

Abb. 1 b (siehe 1 a).

Zur Behandlung kamen in den Jahren

1910—1914	17	Hohlfüße
1915—1918	16	„
1919—1921	25	„
1922—1923	49	„
1924	57	„
1. Halbjahr 1925	36	„

Dabei ist ein geringes Überwiegen des männlichen Geschlechtes festzustellen, während nach Perreaux die Deformität häufiger bei Mädchen zu finden sein soll.

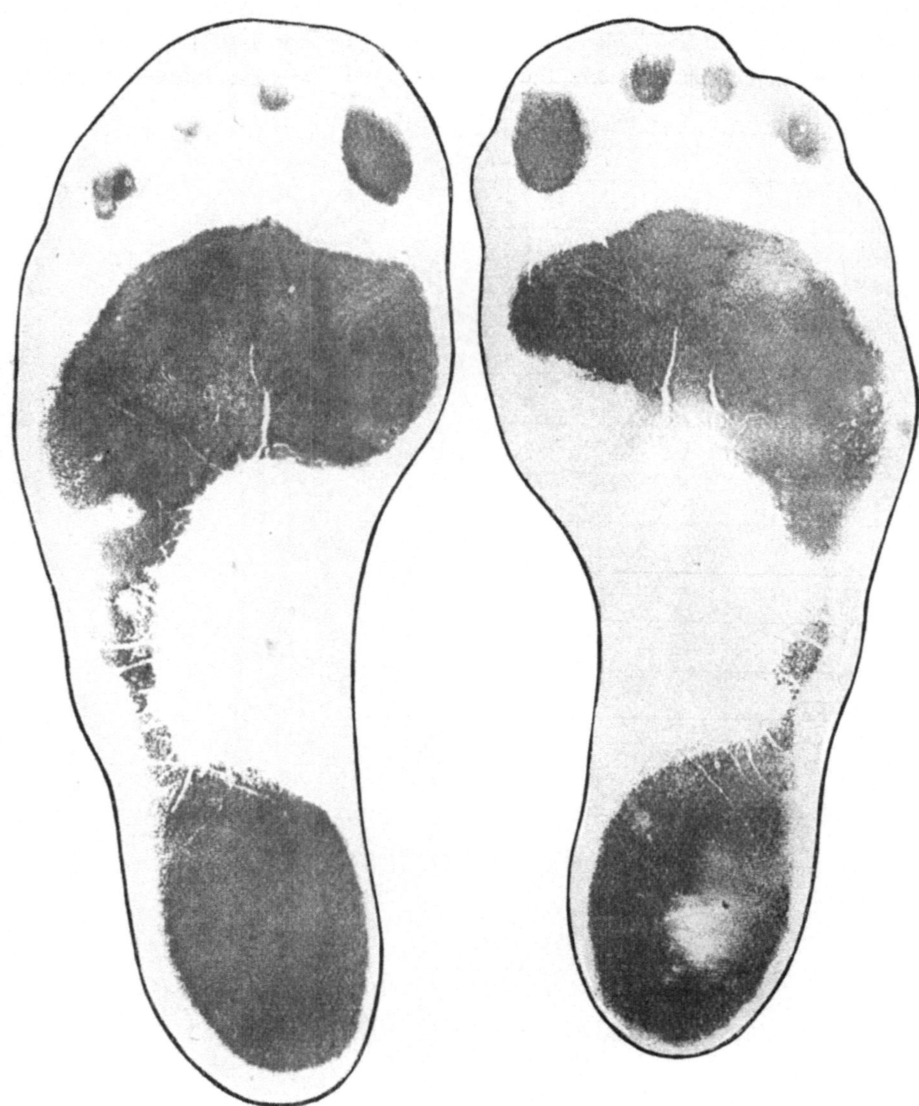

Abb. 2. Sohlenabdrücke von Adolescentenhohlfüßen. Ohne Klumpfußkomponente. Klauenstellung der Zehen. Längsrille im Vorfuß deutet die Querwölbung an. (Peroneus longus.)

Das Verhältnis zum Plattfuß geht aus folgenden Zahlen der orthopädischen Poliklinik Köln hervor:

1920	Gesamtzahl	1495,	davon	128	Plattfüße,	8	Hohlfüße
1921	„	1184,	„	147	„	9	„
1922	„	1985,	„	250	„	19	„
1923	„	1947,	„	280	„	30	„
1924	„	3400,	„	—	„	57	„

Das Häufigkeitsverhältnis zum Klumpfuß geht hervor aus dem Vergleich mit der Statistik von Kochs aus der Kölner Klinik:

1920—1921 Gesamtzahl 2680,

63 Klumpfüße, 30 Hüftluxationen, 17 Hohlfüße.

Wie oben bemerkt, scheint sich in bezug auf die Sexualproportion der Hohlfuß demnach ähnlich zu verhalten wie der Klumpfuß. Die Gründe dafür sind vollständig unklar. Kochs hat eine Reihe von Hypothesen und Möglichkeiten angeführt. Inbezug auf die Gleichartigkeit der Ätiologie lassen sich aus dieser Analogie jedoch keine Schlüsse ziehen (vgl. Heusner), wie sich später zeigen wird. Die ätiologische Seite des Hohlfußproblems ist zum mindesten nicht klarer als wie bei anderen Deformitäten, eher noch rätselvoller, allerdings auch um so anziehender. Hypothesen aufzustellen oder gar Schlüsse dieser Art aus unseren statistischen Zahlen ziehen zu wollen, erübrigt sich daher. Es mag einstweilen genügen, die relative und absolute Zunahme auch der Hohlfüße neben Klump- und Plattfüßen zu buchen. Zum Teil mag dies auf Rechnung des erhöhten Interesses am Hohlfußproblem zu setzen sein, das auch nach der therapeutischen Seite hin sehr reizvoll ist. Zum anderen Teil hat der Hohlfuß die wachsende ärztliche Beachtung mit allen Fußdeformitäten in der Nachkriegsperiode gemeinsam. Alle treten, wie gesagt, stärker hervor als früher.

Gelenkmechanik, Pathogenese.

Nachdem seit Straßer das streng gegensätzliche Verhalten der einzelnen Fußkomponenten in ihren Stellungen, Bewegungen, Drehungen, Auf- oder Abstiegen beim Pes planovalgus und beim Pes cavo-varus sichergestellt ist, muß das Ausgehen von den Verhältnissen des Plattfußes ohne Zweifel als der einfachste und zweckmäßigste Weg erscheinen, die Gelenkmechanik des Hohlfußes klarzulegen. Dabei werden gleichzeitig die Punkte am ersten in die Augen fallen, die bei der Therapie fast nie berücksichtigt zu werden pflegen, weshalb denn eben die Hohlfußtherapie bislang in den meisten Fällen auf die Dauer eine so undankbare war. Zwar haben in allerletzter Zeit Hohmann und Böhler in theoretischen Darlegungen die Straßerschen Anschauungen voll anerkannt, doch sind die therapeutischen Konsequenzen nicht mit der entsprechenden Energie verfolgt worden, zum mindesten nicht so, wie beim Plattfuß. Vollends gerechtfertigt erscheint dieser Weg, wenn man die ganz eigenartige Stellung des Hohlfußes in der Reihe der Fußdeformitäten bedenkt, die gerade aus seinem Gegensatz zum Plattfuß entspringt: während bei diesem wie nirgend sonst die Belastung durch das Körpergewicht eine ausschlaggebende Rolle spielt, — ist er doch die Belastungsdeformität kat' exochen —, hat in der Statik und Mechanik des Hohlfußes diese Kraft nur sekundäre Bedeutung. Hier sind es, wieder wie bei keiner anderen Deformität, Kräfte muskulärer Art, die die Deformität zustande bringen. Sie sind aber weit schwieriger zu erfassen, zu isolieren und zur Darstellung zu bringen wie die Belastungsstärke des Körpergewichts, und eine genaue Kenntnis der normalen Fußmechanik bleibt immer für das Verständnis Voraussetzung.

Es muß wünschenswert sein, als Ausgangspunkt gelenkmechanischer Erörterungen einen idealisierten, typisierten Hohlfuß aufzustellen, ebenso wie man einen gewissermaßen „normalen“ Plattfuß konstruiert hat, im großen und ganzen unabhängig davon, ob dieser Typ in Wirklichkeit der Hohlfuß- oder Plattfußtyp ist, ob er also wirklich der am häufigsten oder gar ausschließlich vorkommende Hohlfuß ist. Die klinische Beobachtung lehrt, daß am ersten noch der im engeren Sinne kongenitale Hohlfuß diesem Typ entspricht. Bei der weitaus häufigeren im Wachstumsalter auftretenden Deformität ist meist die Equinus- und Varuskomponente schon zu ausgesprochen.

Der Hohlfuß ist also das Produkt bestimmter Stellungsänderungen in den Gelenken des Fußes, die durch Muskelkräfte, sekundär auch durch den Belastungsdruck bewirkt werden. Das Resultat dieser Stellungsänderungen ist vor allem die charakteristische und namengebende Aushöhlung der Fußsohle über das physiologische Maß hinaus, entsprechend der Abflachung der normalen Wölbung beim Plattfuß. Alle Verschiebungen in den Gelenken, die im einzelnen jetzt dargestellt werden, tragen zu dieser Aushöhlung bei, die beim eigentlichen Hohlfuß in ganz typischer Weise zustande kommt, die aber durchaus nicht die einzig mögliche Art des Zustandekommens ist. Beispiel hierfür ist der Hackenfuß.

Das Vorhandensein einer Wölbung der normalen Fußsohle ist empirisch feststellbare, anerkannte Tatsache. Ob aber wirklich ein Fußgewölbe im mechanischen Sinne besteht, wird wenigstens nicht von allen Autoren zugegeben. Immerhin aber ist von jeher der Fuß meist als Gewölbe aufgefaßt worden (Baisch). Das Allgemeine dieser Auffassung machen wir uns zu eigen, im übrigen ist es für den Gang unserer Überlegungen gleichgültig, welcher der vielen Theorien über das Fußgewölbe man den Vorzug geben will. Eine Übersicht zu geben ist deshalb überflüssig; es wird auf die Monographie von Baisch und auf das soeben erschienene Werk von Cramer verwiesen.

Welche Gelenkbewegungen und -Stellungen tragen nun zum Zustandekommen der Fußwölbung bei, welche erhalten sie, welche vermehren oder vermindern sie?

Am wichtigsten und wirksamsten sind hier zweifellos Stellungsänderungen im oberen, und unteren Sprunggelenk, also in den Artic. talocruralis, talocalcanea und talonavicularis. An zweiter Stelle kommen die vor der Chopartschen Gelenklinie gelegene Artic. cunenavicularis und tarsometatarseae. Und zwar ist es seit alten Zeiten (vor Fick und Straßer) Gemeingut aller Gelenkmechaniker und Chirurgen, daß eine Vermehrung der Fußwölbung statthaben kann durch ein bestimmtes Zusammenspiel von Dorsalflexion und Plantarflexion in diesen Gelenken. Es bildet sich auf diese Weise ein nach oben konvexes Gewölbe, dessen Scheitelpunkt je nach Maßgabe der Intensität und der Lokalisierung der stattgefundenen Bewegungen bald mehr proximal, bald mehr distal gelegen ist. Aber schon aus der Eigenart der Artic. talocalcanea, in der von einer eigentlichen Dorsal- oder Plantarflexion nicht wohl die Rede sein kann, muß geschlossen werden, daß diese Bewegungen (um eine frontale Achse) hier allein nicht in Betracht kommen. So naheliegend dieser Schluß ist, so ist er doch lange nicht gezogen worden.

Erst Straßer hat auf dieses Moment der Torsion des Fußes mit Deutlichkeit hingewiesen, also auf die Möglichkeit einer Verdrehung des Fußes in sich selbst. Es ist zu unterscheiden zwischen einer Torsion und Detorsion des ganzen Fußes und der des Metatarsus. Unter der Torsion des Metatarsus versteht Straßer den Zustand einer gewissen Verdrehung des Metatarsus, die bei aufrechtem Stand auf der Sohle dadurch gegeben ist, daß die Hauptebene des Metatarsus in einem Winkel von 20 bis 30 Grad nach innen aufsteigt, so daß der Innenrand des Lisfranc höher steht als der äußere. Da die Metatarsalköpfchen aber infolge des plantigraden Auftretens alle auf dem Boden mit vertikalen Seitenflächen aufruhen, muß der Grad der Plantarflexion im Lisfranc für die inneren Metatarsalien ein größerer sein wie für die äußeren. Das ganze dachartige Gefüge des Metatarsus muß also in sich eine Verdrehung erleiden. Dasselbe Moment der Verdrehung muß auch für den ganzen Fuß wirksam werden, insofern der Fuß in der Chopartschen Gelenklinie in zwei Hälften zerfällt, die gegeneinander nicht nur im Sinne der Beugung und Streckung, sondern auch einer Drehung bewegbar sind. Der Grad dieser Verdrehung gegeneinander wird durch zwei Momente bestimmt: einmal wieder durch die Notwendigkeit des plantigraden Auftritts, d. i. des Auftretens mit Ferse und allen fünf Mittelfußköpfchen gleichzeitig beim normalen Stand auf der Fußsohle. Dann aber wirkt bestimmend die Stellung eines der beiden im Chopart getrennten Fußabschnitte, und zwar, da sich der beweglichere nach dem weniger beweglichen richten muß, die Stellung des Calcaneus mit dem Talus. Steht die Ferse in Pronation, wie beim Plattfuß, so muß die „subtalare Fußplatte" (Straßer) in Supination stehen; umgekehrt bedingt die Supinationsstellung beim Hohlfuß eine Pronation des distalen Fußabschnittes. Und gerade diese Pronation ist es, die als dritte gewölbevermehrende Kraft eine sehr wesentliche Rolle spielt, eine Tatsache, die in Theorie und in der klinisch-therapeutischen Praxis viel zu wenig beachtet worden ist. Gleichwohl ist der Einfluß dieser Pronation der subtalaren Fußplatte auf die Fußwölbung ohne weiteres an jedem Fuß durch den Versuch zu beweisen. Für die Plattfußtherapie sind die Folgerungen energisch genug gezogen worden (Löffler, Hohmann, Böhler), in der Behandlung des Hohlfußes können sie weit energischer nutzbar gemacht werden. Daher sei dies besonders betont.

Von den genannten drei Stellungsänderungen, die also vorzugsweise im Chopart stattfinden, und die alle auf eine Vermehrung des Fußgewölbes hinzielen, ist eine, worauf hier zweckmäßig nochmals hingewiesen sei, von vornherein als für den eigentlichen Hohlfuß unwesentlich auszuschalten: die stärkere Aufrichtung oder Dorsalflexion (Steilstellung) des Calcaneus. Findet diese Bewegung in größerem Ausmaße statt, so handelt es sich nicht um einen Hohlfuß, sondern um einen Hackenfuß (Pes calcaneus sensu strictiori, Nikalodoni). Immerhin spielt diese Aufrichtung des Calcaneus eine gewichtige Rolle bei der Hohlfußbildung, genau wie seine und des Talus Plantarflexion bei der Mechanik des Plattfußes. Aber es muß als unbestrittenes Verdienst Dunckers bezeichnet werden, diese grundsätzliche Scheidung des Hohlfußes vom Hackenhohlfuß durchgeführt zu haben, und das mit Recht, deshalb, weil, wie später zu zeigen ist, ganz entgegengesetzte muskuläre Kräfte zur Bildung des einen und des andern führen. Auf die von Duncker ausgeführten Messungen des Winkels von Unterschenkelachse und Calcaneus-Längsachse an normalen und Hohlfüßen wird später zurückzukommen sein.

Dem Talus, der hoch über dem Fuße thront (Virchow), dem Überträger der auf den Fuß wirkenden aktiven und passiven Kräfte, kommt ein überragender Einfluß auf die Konfiguration und Lage der übrigen Fußknochen zu. Meniscusartig (Hueter) liegt er zwischen Unterschenkel und Fuß eingeschaltet, als einziger Bestandteil des Fußskeletts hat er keine Muskelansätze. Seine jeweilige Stellung wird lediglich durch indirekte Momente bestimmt, über die im einzelnen absolute Klarheit noch nicht geschaffen ist. Es sind: die Mechanik des oberen Sprunggelenks, also der Rolle, in der er zwangsläufig seine Bewegungen ausführt, und die Stellung des Calcaneus, die ihn von unten her beeinflußt. Da nun die vordere subtalare Kammer des einheitlichen Sprunggelenks mit der hinteren eine funktionelle Einheit bildet (Braus) müssen auch Bewegungen des ganzen vor der Chopartschen Gelenklinie gelegenen Fußabschnittes die Stellung des Talus beeinflussen.

Ob das Talocruralgelenk wirklich ein reines Scharniergelenk ist, wie die meisten Autoren, u. a. auch Braus angeben, in dem außer Dorsal- und Plantarflexion keine Bewegungen möglich sind, oder ob es auch Nebenbewegungen in anderer Richtung gestattet, wie ein so aufmerksamer Beobachter wie Roeren angibt, ist hier nicht zu entscheiden. Jedenfalls ist das Scharniergelenk schon eigenartig kompliziert durch den Bau seiner Gelenkflächen. Der laterale Rand der Talusrolle verläuft nach vorne und außen schräg, so daß eine einseitige Verbreiterung hieraus resultiert. Infolgedessen beschreibt bei Bewegungen die Tibia am medialen Rand einen Kreisbogen, die Fibula am lateralen eine Schraubenlinie (Baisch). Bei Dorsalflexion muß also die Malleolengabel etwas auseinandergedrängt werden, umgekehrt bei Plantarflexion der Schluß der Gabel lockerer sein als bei Mittelstellung (Fick, Straßer). Der Eintritt von — zunächst pathologischen — Nebenbewegungen nach den Seiten hin kann somit erleichtert werden durch zwei Möglichkeiten: entweder hat eine, wenn auch geringe, aber dauernde Dorsalflexion des Talus die Bänder der Malleolengabel erschlafft, so daß seitliche Bewegungen möglich werden, oder aber eine habituelle Plantarflexion bietet die physiologische Grundlage zur Seitenbewegung in dem lockeren Schluß der Gabel. Es sei übrigens nicht verschwiegen, daß schon H. v. Meyer diese geringe horizontale Nebenbewegung für konstant hielt, der Unterschenkel drehe sich beim Vorpendeln gegenüber dem Fuß nach einwärts, beim Zurückgehen nach außen.

Roeren schließt die Drehbewegung im oberen Sprunggelenk aus der Einwärtsdrehung, die der Processus lateralis tali bei stärkster Plantarflexion um die Achse des medialen Malleolus ausführt. Außerdem ist ihm die ungleiche Entwicklung des Bandapparates — stark auf der medialen, schwach auf der lateralen Seite des Gelenks — auffällig.

Nach allem muß die Möglichkeit seitlicher Abweichung des Talus, wenn nicht als normalerweise vorhanden, so doch als häufig gegeben bezeichnet werden.

Eingeschaltet sei hier der Hinweis, daß die Stellung des Talus nicht immer mit der des Calcaneus zu korrespondieren braucht, ganz sicher nicht unter pathologischen Verhältnissen, wie das Leo Mayer für den Pes calcaneus nachgewiesen hat. Es können bei abnormer Druck- und Zugspannung zwischen beiden Knochen auch überphysiologische Bewegungen stattfinden, so daß bei einer Deformität nicht ohne weiteres aus der Stellung des einen Schlüsse für die des anderen gezogen werden können, oder daß beide Knochen in ihrer Stellung sich genau entsprechen müßten. Auch dies ist für die Gelenkmechanik von Wichtigkeit.

Der Calcaneus teilt mit dem Talus die Eigenschaft, wenn auch in weit geringerem Umfange, daß auch er nur beschränkt aktivem Muskeleinfluß unterliegt. Alle Muskeln überspringen den Calcaneus, worauf Baisch hinweist, mit Ausnahme der am Tuber ansetzenden Achillessehne und der gegenseitig inserierenden kurzen Zehenbeuger. Hebung und Senkung des Vorderteiles sind also die einzig möglichen aktiven Bewegungen. Für Bewegungen um eine vertikale Achse (Ab- und Adduktion) und eine horizontale Achse (Einwärts- und Auswärtsdrehung) ist in erster Linie die subtalare Fußplatte, wahrscheinlich dann aber auch die Bewegung des Talus maßgebend. Eine Kuppelung im unteren Sprunggelenk sorgt dafür, daß der Calcaneus von den bezeichneten Fußabschnitten bei der Bewegung mitgenommen wird. Hebung und Senkung im Talocalcanealgelenk werden hierdurch wirksam ergänzt zur Gesamtheit der „Maulschellenbewegung“ (Braus) des Fußes, einer Bewegung, die einerseits aus Hebung, Abduktion und Pronation, andererseits aus Senkung, Adduktion und Supination zusammengesetzt ist. Die Achse, um die sich der Calcaneus dabei bewegt, ist nach Fick und Straßer eine Kompromißachse. So ist es erklärlich, daß Bewegungen in einem der hinteren Fußwurzelgelenke an sich schon, ganz abgesehen von Momenten der Belastung, Verschiebungen in weiter vorne gelegenen Gelenken mit sich bringen. Diese Verschiebungen sind viel komplizierter, als sie meistens dargestellt werden. Hinzu kommt in der Wirklichkeit noch die Belastung (plantigrades Auftreten), auf die schon kurz hingewiesen wurde.

Entscheidend für diese Verhältnisse ist also das fein abgestimmte Spiel der drei Sprunggelenkskammern, die zwar anatomisch getrennt sind, aber eine funktionelle Einheit bilden (Braus). Mit jeder Bewegung, die der Calcaneus unter dem Talus ausführt, sind Bewegungen im Chopart zwangsmäßig gekoppelt. Das hintere Gelenk hat eine zylindrische, das vordere eine kugelige Fläche. Die hintere, die den geringeren Spielraum gewährt, ist für die wirklich ausführbaren Bewegungen maßgebend, so daß nur ein Teil der Gelenkflächen wirklich kinematische Flächen sind, während der andere zu statischen, zu Stützzwecken dient (Braus). Die Achse des Gelenks geht, wie schon Henke festgestellt hat, von hinten unten außen nach vorne innen und oben, entsprechend ihrer Zusammensetzung aus einer vertikalen, horizontalen und queren transversalen Achse. Daher das Ausmaß der oben charakterisierten Bewegungsfreiheit.

Nach diesen für das Verständnis des Folgenden unumgänglichen Vorbemerkungen kann jetzt auf die Stellung der einzelnen Fußabschnitte beim Hohlfuß näher eingegangen werden.

Die Verschiebungen, die in den Hohlfußgelenken vor sich gehen, sind, genau wie beim Plattfuß, typische. Jedoch kann es für den genauen und erfahrenen Untersucher, dies sei gleich vorweg bemerkt, nicht zweifelhaft sein, daß sie nicht stets alle und in gleicher Ausdehnung vorhanden zu sein brauchen, und daß sie wahrscheinlich häufiger Abweichungen vom sogenannten typischen Verhalten zeigen, als gewöhnlich bekannt ist. Es mag dies mit der Schwierigkeit zusammenhängen, die das Erkennen von Feinheiten dieser Art selbst mit Hilfe der auf anderen chirurgischen Gebieten so förderlichen Röntgendiagnostik bietet, sicher aber auch mit der Eigenart des Intellekts, in Typen, Schablonen und Schemata zu denken und sich Vorstellungen zu machen, die nachher durch Erfahrung und Beobachtung nicht genügend korrigiert werden. Selten ist diese Beobachtung so häufig zu machen wie auf dem altgewohnten und langbebauten Gebiet der Deformitätenlehre und nicht zuletzt — Therapie.

Umfang und Grad dieser Verschiebungen sind abhängig im weiteren Umfange von Stärke und Art der deformierenden Kräfte, als welche primär Muskelkräfte wirksam sind, enger begrenzt aber von der Mechanik und Exkursionsmöglichkeit der Gelenke, die eben dargestellt wurden. Aus pathologisch-anatomischen Erfahrungen und theoretischen Überlegungen wird das Resultat abgeleitet.

Die Stellung des Talus wurde schon berührt. Er müßte im Gegensatz zu Plattfußverhältnissen, in Dorsalflexion, wenn auch nur angedeutet, stehen. Das muß sich sofort ändern, wenn auf Grund irgendeiner muskulären oder statischen Wirkung hin etwa durch Schrumpfung oder Hypertonie des Triceps surae, der Processus anterior des Calcaneus gesenkt wird. Dann wird der Talus mitgenommen, von Dorsalflexion kann keine Rede mehr sein. Die Theorie ist scheinbar widerlegt. Nur scheinbar; denn es muß für diese sehr häufigen Fälle angenommen werden, daß hier die oben genannte pathologische oder überphysiologische Ausgleichsbewegung zwischen Talus und Calcaneus in Funktion tritt, daß also der Talus zwar vom Calcaneus mit in Plantarflexion gerissen wird, aber nicht ganz so weit wie dieser selbst, sondern durch eine Verschiebung zwischen beiden Knochen wird die Bewegung zum Teil kompensiert, es tritt so eine Art erhöhter Spannung zwischen ihnen auf. In der Literatur findet sich bisher merkwürdigerweise kein Hinweis auf diese Erscheinung, die doch leicht alle Widersprüche erklärt. Allerdings pflegen ja diese Verhältnisse niemals exakt klargestellt zu werden.

So kommt es, daß der Talus in ziemlicher Dorsalflexion stehen kann, ohne daß der Fuß ein Hackenfuß zu sein braucht, und daß er plantarflektiert sein kann, ohne daß von einer Abflachung des Gewölbes, einem Plattfuß, die Rede sein kann. Bei der klinisch am häufigsten vorkommenden Art des Hohlfußes, der Adolescentendeformität bei Myelodysplasie, steht er nach von mir angestellten Messungen meist in Mittelstellung. Nach dem eben Gesagten handelt es sich dabei aber um eine latente Dorsalflexion, weil eben bei dieser Hohlfußart häufig eine Equinuskomponente vorhanden ist.

Die Stellung des Calcaneus beim Hohlfuß ist besonders interessant, weil sie, wenn es sich um einen kongenitalen Hohlfuß handelt, als ein entwicklungsgeschichtlicher Rückschlag aufgefaßt werden kann. Beim rezenten

Menschen steht das Fersenbein normalerweise meist nicht ganz in der verlängerten Unterschenkelachse, sondern etwas auswärtsgekantet, proniert (Braus). Beim Primaten dagegen ist er deutlich supiniert, entsprechend der hier noch vorhandenen Greiffunktion des Fußes. In der Mitte steht der Neandertaler mit genau vertikaler Stellung des Calcaneus (Braus). Im Laufe der Entwicklung hat also der Calcaneus eine Torsion erfahren, in der die Entwicklung des Fußes vom Greiffuß über den Standfuß zum modernen Lauffuß ausgedrückt ist (Weidenreich, Keith). Vielleicht ist dieser Gedankengang im ätiologischen Sinne verwertbar.

Die Supination des Calcaneus ist häufig äußerlich ohne Mühe erkennbar. Geringe Grade verraten sich zwar nicht so gut, wie die entsprechende Pronation des Fersenbeins mit ihrem stark vorspringenden inneren Malleolus.

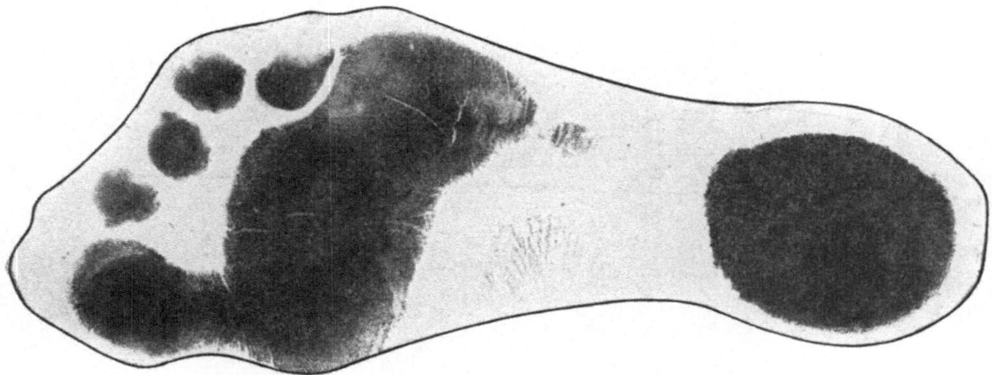

Abb. 3. Abdruck eines Hohlfußes bei hypertonisiertem Peroneus longus und stark geschwächtem Triceps. Grenze zum Pes calcaneus abductus. Freies Spatium zwischen Ferse und Vorfuß.

Jedoch bekommt der Fuß durch die mit der Supination auch kleinen Umfangs stets verbundene Rückverlagerung des äußeren Knöchels ein eigenartig plumpes Aussehen. Diese wieder hängt mit der oben beschriebenen Besonderheit der Gelenkfläche des Talocruralgelenks zusammen und mit der Bewegungskuppelung in den drei Sprunggelenken. Denn mit der Supination, der Drehung um die horizontale Achse, ist stets eine Drehung um eine vertikale Achse verbunden, wobei das Tuber nach innen, die Facies anterior nach außen wandert, entsprechend der Adduktion des Vorfußes. Diese zweite Drehung rückt den äußeren Knöchel nach hinten, indem sie sich dem Talus, der nur wenig seitlich ausweichen kann, mitteilt.

Manchmal ist die Supination der Ferse auch nur relativ und sekundär, d. h. im Verhältnis zur primären Torsion der subtalaren Fußplatte. In solchen Fällen ist sie beim unbelasteten Fuß gar nicht erkennbar und wird erst bei der Belastung manifest.

Das Zustandekommen dieser Stellung kann somit ganz verschieden sein, je nach den primär deformierenden Muskelkräften (Zug am Tuber, Zug am Vorfuß). Dies ist aber für den Effekt auf die anderen Fußabschnitte ganz gleichgültig: nach dem oben über den Sprunggelenkmechanismus Gesagten muß mit der Einwärtsrollung der Ferse zwangsmäßig eine Plantarflexion und Adduktion zunächst auch eine Supination des Vorfußes verbunden sein. Diese letztere wird allerdings durch die Belastung beim Auftritt in eine mehr oder weniger deutliche Pronation der subtalaren Fußplatte umgewandelt, kompensiert (Straßer). Der Fuß wird dadurch detorquiert. Träte das nicht ein, dann bestände ein in Wirklichkeit nicht vorkommender „absoluter" Hohlfuß, der dem von Straßer gezeichneten Bilde des theoretischen „absoluten" Plattfußes entspräche. Es sei hier aber darauf hingewiesen, daß der Grad dieser Detorsion einmal sehr verschieden sein kann, oft verschwindend gering wie besonders bei Lähmungshohlfüßen — Cramer weist dasselbe für den Plattfuß nach —; dann auch, daß sich hier theoretische und praktische Anschauungen verwirren und im Ausdruck widersprechen:

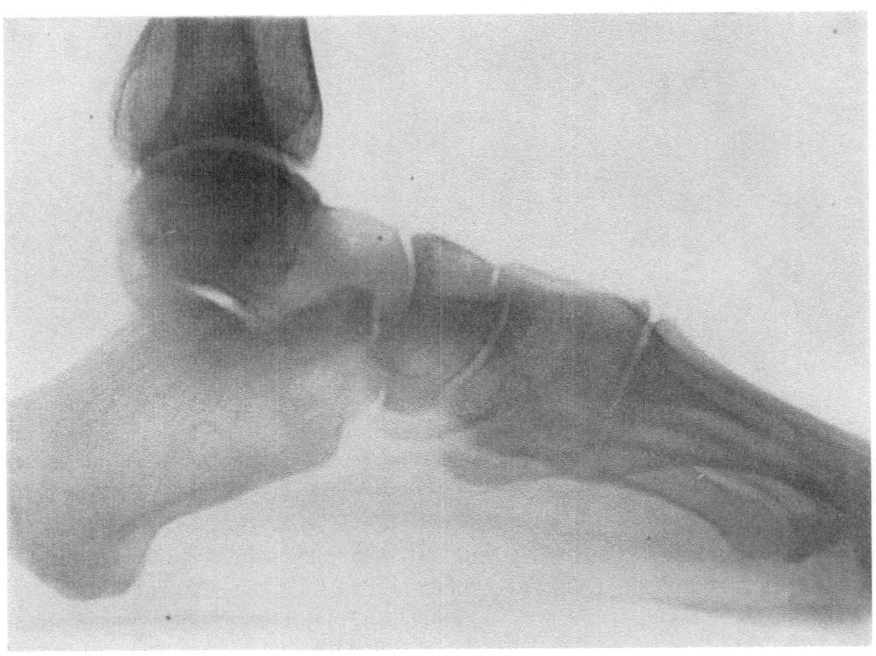

Abb. 4. Radiogramm des gleichen Hohlfußes wie Abb. 3. Mäßige Dorsalflexion des Calcaneus. Talus neigt eher zur Plantarflexion. Dorsales Klaffen des Lisfranc, leichte Arthritis, Folge der Pronation des Vorfußes infolge der Peroneus longus-Wirkung. Im Ganzen Hohlfuß vom Typ des Pied creux valgus (Duchenne).

denn oben wurde schon gesagt, daß die Pronation des Vorfußes beim Hohlfuß keineswegs abflachend auf die Fußwölbung wirkt, sondern verstärkend, während ohne diese regulierende Detorsion die Wölbung der Fußsohle erheblich flacher aussieht, wie an vielen Klumpfüßen zu beobachten ist. Was also für den Theoretiker das Bild des Hohlfußes trübt und gewissermaßen abschwächt, macht es für den Praktiker noch eindringlicher und deutlicher. Das gleiche gilt übrigens für den Plattfuß.

Schon aus diesen nüchternen und vielleicht etwas anschauungslosen Überlegungen geht der überragende Einfluß der Stellungsänderung des Calcaneus auf das übrige Fußgefüge deutlich hervor. Um so wunderbarer ist es, daß sie in der Therapie, besonders in der operativen, so gut wie keine Berücksichtigung gefunden hat.

Noch eine dritte typische Stellungsänderung erleidet der Calcaneus. An der Vermehrung der Längswölbung ist er zunächst nicht beteiligt, zum Unterschied gegen den Hackenfuß. Sie kommt beim Hohlfuß zustande durch Plantarflexion der vor dem Talus gelegenen Abschnitte und durch die Torsionsverhältnisse. Aber ebenso wie es beim Plattfuß zu einer Senkung der Pars anterior calcanei und des Caput tali kommt, findet im Laufe der Hohlfußentwicklung eine Hebung dieser Abschnitte statt, verbunden mit einer Senkung des Tuber calcanei. Der Umfang dieser Bewegung ist sehr beschränkt (Duncker, später Lackner). Duncker fand den Winkel

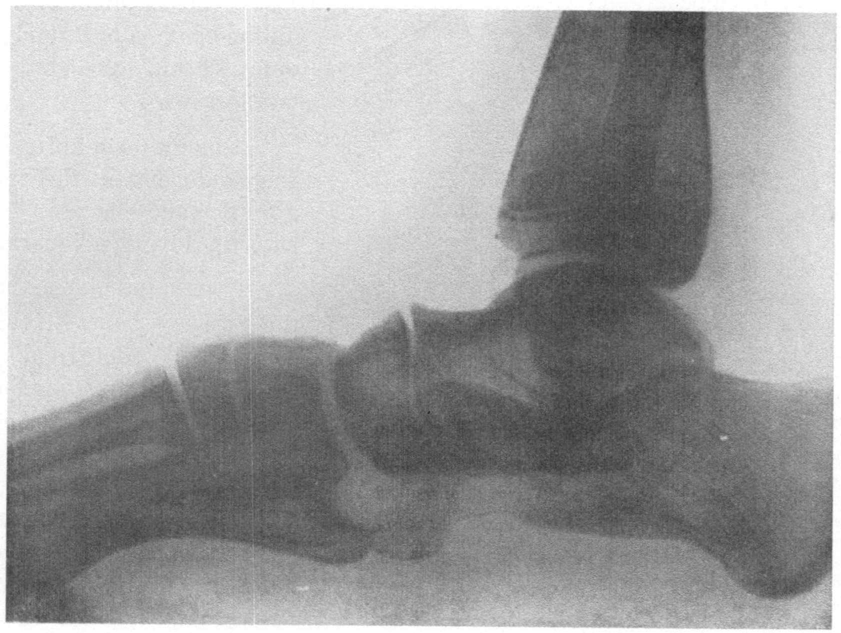

Abb. 5. Zum Vergleichen. Plattfuß, Stellung des Calcaneus.

des Fersenbeins mit dem Unterschenkel (Längsachse) beim Hohlfuß nur um 4 Grade größer als beim normalen Fuß (Abb. 6 u. 7).

An Stelle der Bewegung selbst kann unter Umständen auch nur die Tendenz einer solchen vorhanden sein. Dies ist der Fall überall da, wo andere, der Hohlfußbildung entgegengerichtete Komponenten im Krankheitsbilde vorhanden sind, also bei stärkerer Valgus- oder Equinusstellung. Im letzteren Falle zum Beispiel, der häufig vorkommt, ist der Talus natürlich plantarflektiert, der Vorfuß, etwa im Lisfranc, ebenfalls. Die Pars anterior calcanei ist infolge Zuges am Tuber gesenkt, gleichzeitig aber auch durch Gegenzug der kurzen Zehenbeuger von vorne her und Druck der Fußspitze vom Boden her wieder gehoben, und eine Vermehrung des Gewölbes wird in diesem Falle nur dann möglich sein, wenn die zuletzt genannten Kräfte gegenüber den ersten, den Equinismus verursachenden zur Geltung kommen. Zwischen beiden entgegengesetzt wirkenden Kräftegruppen muß es zu einem Modus vivendi kommen, der darin besteht, daß auf den plantarflektierten Calcaneus und Talus ein Gegendruck ausgeübt wird, ohne daß ein Effekt davon als Stellungsänderung in Erscheinung zu treten braucht, und zwar vor allem auch deshalb nicht manifest zu werden braucht, weil sich die Kräfte zunächst in inneren Spannungen und pathologischen Verschiebungen zwischen beiden Knochen (Leo Mayer) erschöpfen.

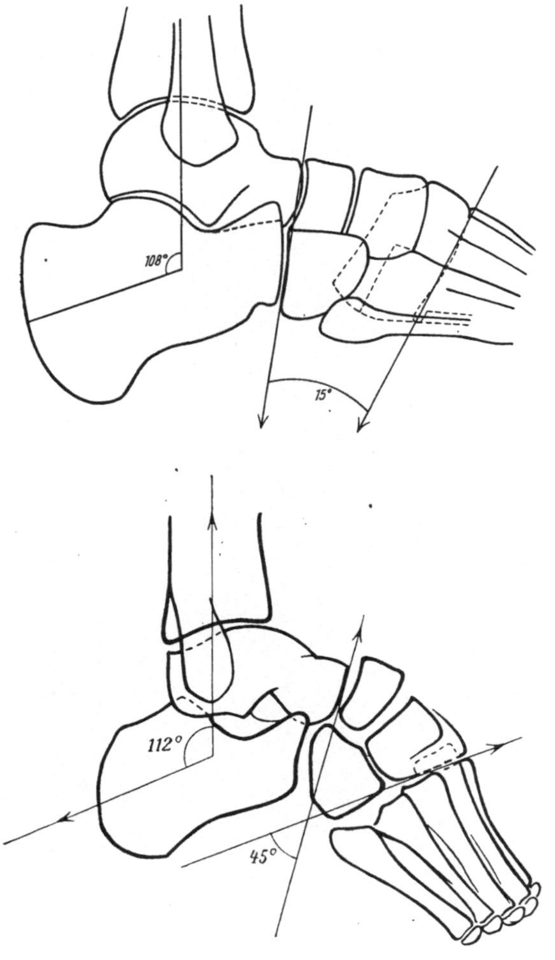

Das Entsprechende gilt für den Knickhohlfuß, wo die Supination des Calcaneus durch die Tendenz zur Pronation und Adduktion, die vom Vorfuß ausgeht, gemindert wird.

Es bleibt noch übrig, der Lageänderungen der übrigen Bestandteile des Fußskeletts zu gedenken.

Diese standen merkwürdigerweise beim Hohlfuß stets im Vordergrund des Interesses, anders wie beim Plattfuß, wo man der Pronation des Calcaneus von je die größte Beachtung geschenkt hat. Jeanne bezeichnet den Hohlfuß geradezu als Deformität des Naviculare und Cuboid. Sicher nicht ohne Berechtigung, doch wurde ja schon gezeigt, wie groß der Anteil der rückwärtigen Fußabschnitte an der Deformität ist. Allerdings ist, wie zur Erklärung angeführt sei, das Naviculare einer Untersuchung viel zugänglicher, vor allem auch im Radiogramm.

Abb. 6 und 7. Umrisse von normalem Fuß und Hohlfuß nach Duncker.

Die Bewegungen des Kahnbeins beim Hohl- und Plattfuß werden oft unrichtig dargestellt. Sie sind das Ergebnis von Stauchungs- und Druckwirkungen, die von den beiden Endpunkten des Fußes her das Naviculare treffen. Man pflegt gewöhnlich beim Plattfuß von einer Senkung des Naviculare vor dem Taluskopf, verbunden mit Rotation nach einwärts (Baisch), beim Hohlfuß von einem Aufsteigen vor dem Caput tali und einer Außenrotation zu sprechen (Duncker). Die Gelenkmechaniker stellen den Vorgang umgekehrt dar. Die Abflachung des Fußgewölbes soll durch

Aufsteigen, die Vermehrung durch Senkung des Kahnbeins zustandekommen (Straßer). Gemeint ist natürlich ein und derselbe Vorgang. Beides läßt sich unschwer vereinigen, wenn man bedenkt, daß Straßer die Bewegung selbst bezeichnet, Duncker und Roeren nur das Endbild der abgeschlossenen, bis zum Ende durchgeführten Bewegung. Straßer meint die relative Bewegung des Kahnbeins zum Taluskopf, Roeren und Duncker fassen die absolute Lageveränderung ins Auge. Die Rotationsbewegung ist richtig bezeichnet. Sicher ist, daß das Kahnbein zwischen Talus und Keilbein eingekeilt ist. Dies beweist augenfällig seine Keilform, die bis zum Verschwinden der ganzen unteren Fläche gehen kann (Jeanne). Dieselbe Deformierung erleidet auch das Cuboid. Die Beschreibung Jeannes ist die einzige ausführliche pathologisch-anatomische Darstellung eines Hohlfußes, die es gibt, so daß sie es verdient, ganz kurz wiedergegeben zu

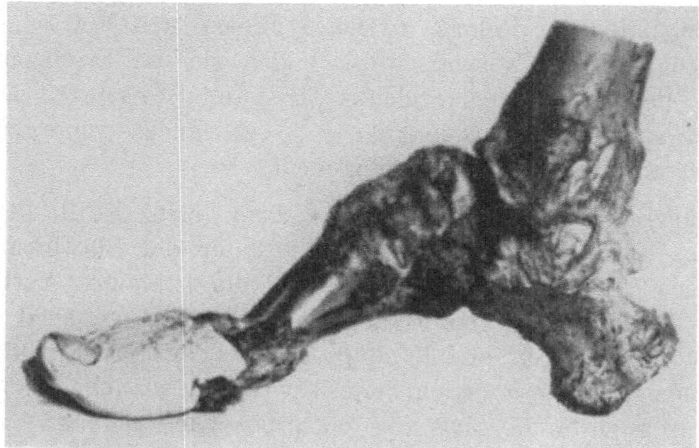

Abb. 8. Hohlfuß, beschrieben von Jeanne. Nach französischem Original.

werden. Es handelt sich um einen kongenitalen, möglicherweise aber auch idiopathischen Hohlfuß eines Erwachsenen. Im übrigen sind wir auf pathologische Studien an Hacken- und Chinesinnenfüßen angewiesen, was ja in bezug auf Naviculare, Cuboid evtl. auch den Metatarsus angängig ist.

Naviculare und Cuboid sind keilförmig geworden. Die plantare Fläche ist völlig verschwunden. An die dem Talus zugewandte Fläche stößt distalwärts gleich die Fläche für die drei Keilbeine, schräg nach hinten unten verlaufend. Die Gelenkfläche für das erste Keilbein ist konkav statt konvex. Das Cuboid ist verbreitert, so daß es mit dem Talus noch in gelenkiger Verbindung steht. Auch hier sind die Flächen für den Metatarsus 4 und 5 nach unten verschoben, auf Kosten der plantaren Unterfläche. Im Chopart sind die Gelenkflächen quer verbreitert. Das Cuboid beteiligt sich an der Gelenkfläche für den Taluskopf zusammen mit Pars anterior calcanei, Lig. calcaneo-naviculare (Pfannenband) und Lig. bifurcatum (innerer Schenkel). Das Kahnbein ist an die Innenseite des Taluskopfes geglitten und artikuliert fast nur noch mit dessen medialer Seite. Der Kapselansatz ist entsprechend verschoben. Die dorsale Bandverbindung mit dem Würfelbein ist sehr dick.

Der Talus ist abgeflacht, die Längsachse des Kopfes verläuft horizontal. Die Gelenkfläche der Tibia ist durch eine quer verlaufende Leiste in zwei Teile geteilt. Mit der hinteren Hälfte artikuliert der Talus. Der Calcaneus ist etwas vertikaler gestellt als normal. Die Gesamtlänge ist verkürzt, die plantare Höhlung und dorsale Wölbung dafür vermehrt. Der Vorfuß springt in steilem Abhang nach unten vor. Im Scheitelpunkt der Wölbung liegen Kahn- und Würfelbein, daher ihre Keilform.

Es wurde schon darauf hingewiesen, daß die Stelle der Abknickung plantarwärts nicht immer in der Chopartschen Linie liegt. Im Gegenteil, man hat eine Zeitlang die Lisfrancsche Linie als Hauptstelle der Deformierung betrachtet und für die Therapie die entsprechenden Folgerungen gezogen (Hofmann). Die Wahrheit ist die, daß bald hier, bald da die Stelle der stärksten Deformierung liegt, ganz nach Maßgabe der deformierenden Kräfte.

Die Bewegungen im Gelenk zwischen Fersen- und Würfelbein können vernachlässigt werden. Normalerweise bilden sie die Ergänzung zu den Ausschlägen des Talonaviculargelenks (Braus, Straßer). Das Cuboid wird von der aufsteigenden Gelenkfläche des Calcaneus emporgedrängt und zwischen ihm und den Metatarsen eingekeilt.

Im Mediotarsalgelenk wie im Lisfrancschen Gelenk ist die Beweglichkeit normalerweise sehr gering und fast nur unter der Einwirkung äußerer Kräfte möglich (Braus). Diese Kräfte sind durch abnorm verteilten Muskelzug und Belastung in unphysiologischer Stellung gegeben und haben bestimmte Veränderungen des Bandapparates, Schrumpfung auf der plantaren, Dehnung auf der dorsalen Seite zur Voraussetzung. Die Bewegung kommt dadurch zustande, daß die entsprechenden Gelenkflächen in den plantarwärts gelegenen Abschnitten einander genähert, in den dorsalen voneinander entfernt werden. Je nach Art der wirksamen Kräfte (Muskelansatz, Zug- und Verlaufrichtung, Richtung des Belastungsdruckes von der Sohle her, Schrumpfungs- und Spannungszustände in den Weichteilen) findet die plantare Abknickung ihren stärksten Grad, manchmal auch ausschließlich, an irgendeiner vor dem Chopart gelegenen Stelle. Beim kongenitalen Hohlfuß im engeren und weiteren Sinne ist es meiner Erfahrung nach meist die Lisfrancsche Gelenklinie, in der die Abknickung stattfindet; bei paralytischen Hohlfüßen dagegen liegt sie mehr proximal, im Chopart oder Vorchopart. Die Torsion dagegen liegt in der Hauptsache stets im Chopart, für den Metatarsus aber im Lisfranc. Im Vorchopart sind nach dem Bau der Gelenkflächen wesentlich nur Hebung und Senkung möglich, andere Bewegungen nur ganz beschränkt nach dem Grade der stattgehabten pathologischen Veränderungen. Im Chopart kommt es dabei zu einer Verdrehung der durch die Gelenklinie getrennten Fußabschnitte im Sinne der Pronation, im Lisfranc dagegen auch zu einer plantaren Senkung der inneren, einer dorsalen der äußeren Metatarsalien. Die vor dem Chopart gelegenen Gelenke spielen bei forcierten normalen Bewegungen, wie sie etwa beim Zehenstand zur Ausführung kommen, eine gewichtige Rolle (Duncker, Roeren). Das Plus an Beugung, das durch der Flexion im oberen Sprunggelenk gleichgerichtete Bewegungen in den anderen Gelenken erzielt werden kann, beträgt nach Duncker 25 Grad, beim Zehengang der Tänzerin sogar 50 Grad. Angehörige dieses Berufes zeigen denn auch vielfach ein gut ausgebildetes Fußgewölbe, einen besonders hohen „Spann" oder „Reihen" (Coupier aus Cou de pied), allerdings nicht ausnahmslos: mehrere schlaffe Knickplattfüße kamen mir bei Berufstänzern und -Tänzerinnen zu Gesicht. Bekannt ist zudem, daß das gewohnheitsmäßige Tragen von Schuhen mit übermäßig hohen Absätzen bei eleganten Damen eine Art schlaffen Hohlfußes mit arthritischen Veränderungen auf dem Fußrücken in der Lisfrancschen Zone erzeugt, der belastet sich als Plano-valgus erweist. Es ist dies indirekt ein Beweis für die Theorie Dunckers.

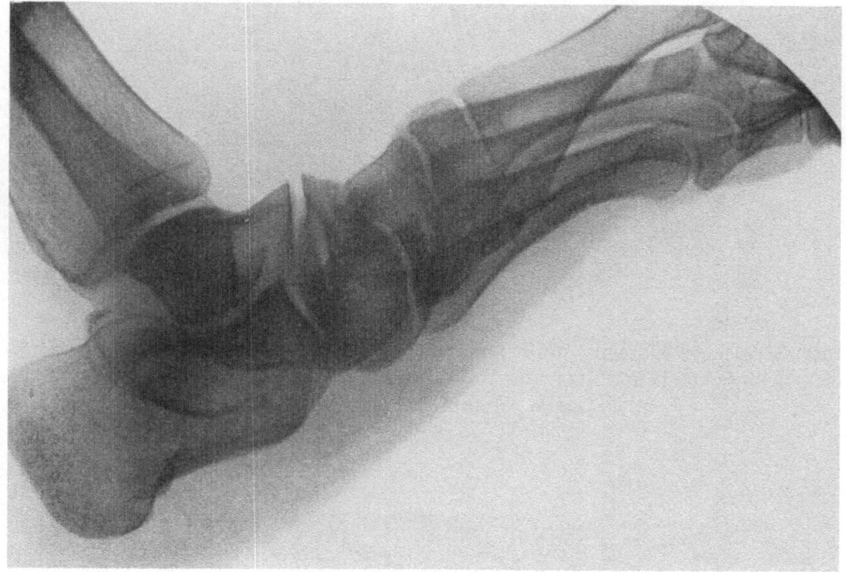

Abb. 9. Hochgradiger Plattfuß. Zu beachten die starke supinatorische Aufbiegung des inneren Fußstrahls. Dadurch erst entsteht die völlige Abflachung der Fußwölbung Dies ist bei der operativen Korrektur des Hohlfußes zu beachten. Gipsverband in Supination des Vorfußes!

Betont sei hier, daß mit die wichtigste Stellungsänderung die starke, manchmal sogar isoliert starke plantare Senkung und Steilstellung des ersten Metatarsus ist, viel weniger die der anderen. Auch der fünfte Mittelfußknochen erleidet eine plantare Abknickung — die beigegebenen Fußsohlenabdrücke, Abb. 3, zeigen dies sehr gut —, aber er unterliegt dem Einfluß der Torsion mit einem ganz anderen, entgegengesetzten Effekt wie der innere Metatarsus: während bei diesem die Verdrehung nach außen eine Verstärkung der plantaren Senkung bewirkt, entfernt sie das Köpfchen des äußeren von der Unterstützungsfläche, eine Tatsache, die im Versuch an jedem Fuß sofort in die Augen springt (vgl. Abb. 3, Abdruck des pied creux valgus). Am Innenrand summieren sich also die Wirkung der plantaren Senkung und der Torsion, am Außenrand des Metatarsus schwächen sie sich und suchen sich aufzuheben. Für die Therapie wird das nutzbar zu machen

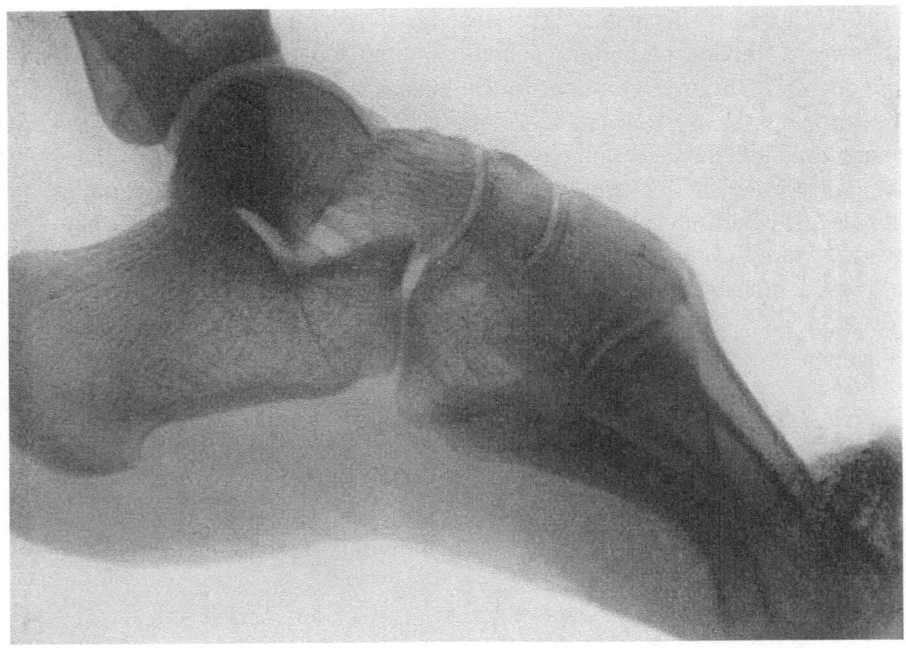

Abb. 10. Typischer Klauenhohlfuß bei Myelodysplasie. Normale Stellung des Calcaneus. Plantare Abknickung und Torsion im Lisfranc. Besonders starke Steilstellung des ersten Metatarsus (Pronation).

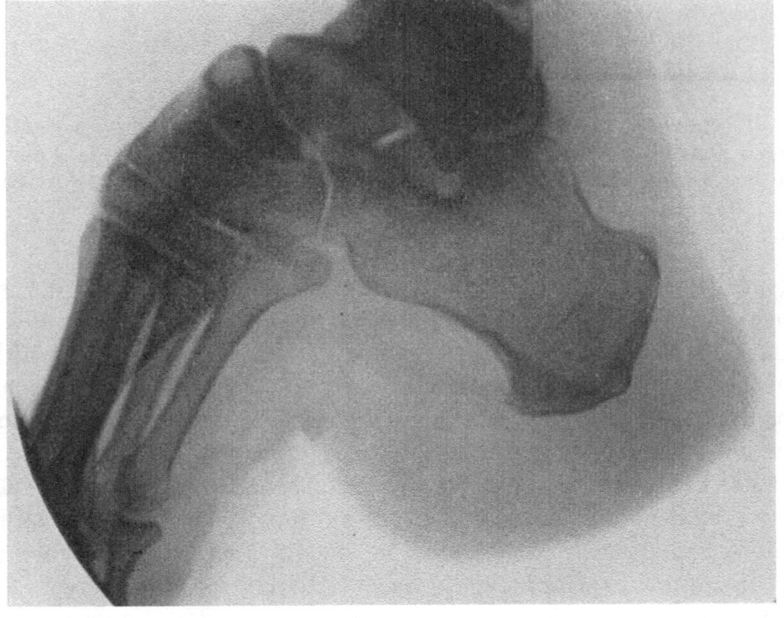

Abb. 11. Lähmungshackenhohlfuß. Steilstellung des Calcaneus. Plantare Abbiegung vor allem im Chopart. Geringe Torsion des Vorfußes.

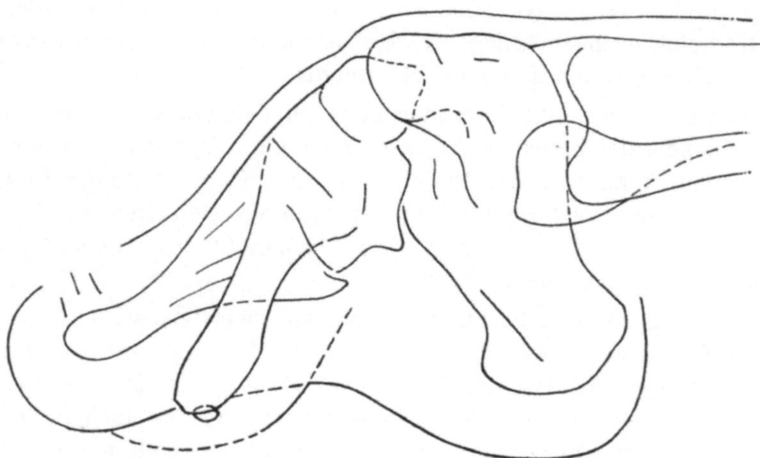

Abb. 12. Umriß eines Lähmungshackenhohlfußes. Mäßige Dorsalflexion des Calcaneus, Abbiegung vorzugsweise im Talushals, Umbau der Knochenstruktur; Naviculare nicht keilförmig deformiert; Pronation des ersten Metatarsus.

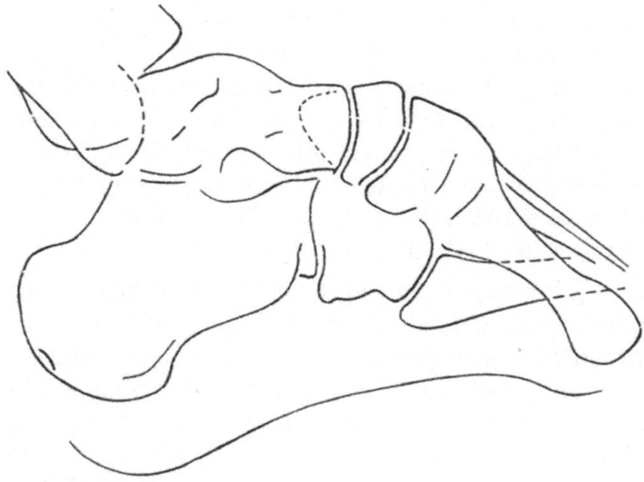

Abb. 13. Umriß eines typischen Klauenhohlfußes. Normale Stellung des Calcaneus, Naviculare keilförmig, dorsalwärts gepreßt, Abbiegung im Mediotarsalgelenk. Erster Fußstrahl proniert.

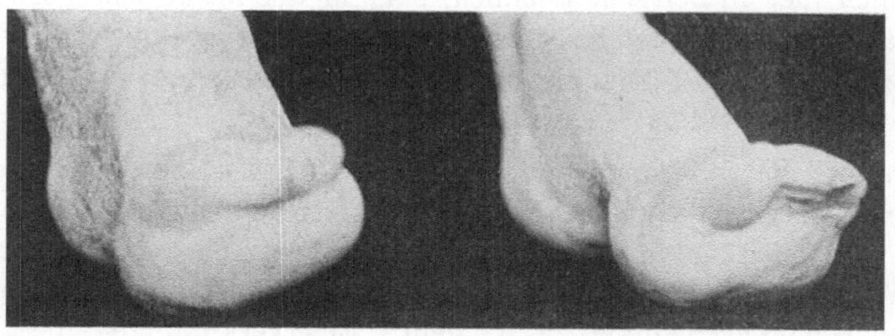

Abb. 14. Zeigt die starke Pronation des Vorfußes beim Hohlfuß.

sein. (Braus: inneres Ausweichen des Fußes; Auswechselbarkeit der Metatarsen; Kompensierungsmöglichkeit der torquierenden Hauptbewegung im Chopart durch Gegenbewegung im Metatarsus.)

Schließlich ist noch der Veränderungen in den am weitesten distal gelegenen Gelenken, den Zehengelenken, zu gedenken. Typisch, aber doch nicht in allen Fällen, kommt es zur Entwicklung der Klauenstellung: die Grundphalanx richtet sich auf, während in den anderen Gelenken Flexion stattfindet. Hierdurch wird der Hohlfuß zum sogenannten Klauenhohlfuß (Griffe pied creux der französischen Autoren).

Alle bisher genannten Stellungsänderungen betrafen ausschließlich das Längsgewölbe des Fußes. Es genügt hierzu kurz an die gut fundierte und allgemein bekannte Gewölbetheorie von Engels zu erinnern, der den Fuß als ein System von fünf längsverlaufenden Bögen auffaßt, die von Lorenz wieder in drei innere und zwei äußere getrennt werden. Die ersteren bestehen aus dem Mittelfußknochen 1 bis 3, den drei Keilbeinen, dem Kahnbein; über dem Ganzen thront der Talus. Die äußeren Streben werden von den Metatarsen 4 und 5, Cuboid und Calcaneus gebildet. Mit Baisch erscheint uns diese Gliederung als die natürlichste.

Seit langem ist aber auch der Begriff des Quergewölbes im Gebrauch. Er ist nicht so allgemein anerkannt. Sicher vorhanden ist aber eine quere Wölbung des Fußes (Hohlrinne nach Engels). Sie ist sogar ein sehr alter Besitz des Säugerfußes (Braus), während die Längswölbung dem Menschenfuß eigentümlich ist. Nicht zu verwechseln mit dieser Hohlrinne oder hinterem Quergewölbe ist das sog. vordere Quergewölbe, das von den Mittelfußköpfchen gebildet sein soll, in Wirklichkeit aber wahrscheinlich gar nicht vorhanden ist (vgl. dagegen Brüning).

Das hintere Quergewölbe hat auch in der Plattfußliteratur verhältnismäßig wenig Beachtung gefunden, und sein Zustand beim Pes plano-valgus ist nicht einwandfrei klargestellt. Man scheint früher allgemein der Ansicht gewesen zu sein, daß auch dieses hintere Quergewölbe ebenso wie das Längsgewölbe sich abflacht. Von neueren Untersuchern (Cramer) wird es bezweifelt. Vor allem Gründe muskelphysiologischer Art sprechen gegen seine Beteiligung bei der Planusbildung. Für den Hohlfuß liegen die Verhältnisse ähnlich. Möglicherweise kann sich die Hohlrinne vertiefen bei geeigneten Spannungsverhältnissen in der Muskulatur (Peroneus longus!) oder allein durch die Torsion, vielfach wird sie aber auch unverändert bleiben können. Die Bewegungen zwischen Cuboid und Naviculare, die hauptsächlich hier in Betracht kommen, sind in der Norm sehr geringfügig. Nach Braus sollen beide Knochen sogar häufig synostotisch verbunden sein. Die praktische Bedeutung von Stellungsänderungen an dieser Stelle wird also nicht besonders hoch anzuschlagen sein.

Anders die Veränderungen im „vorderen Quergewölbe.“ Während für das hintere Quergewölbe tatsächlich ein deutlich feststellbares anatomisches Substrat vorhanden ist (die Hohlrinne), scheint es sich beim vorderen um eine in Wirklichkeit nicht vorhandene gedankliche Konstruktion der Anatomen und Gelenkmechaniker zu handeln. Eng verknüpft ist diese Frage mit der nach den vorderen Stützpunkten des Fußes.

Künstlich zusammengesetzte Präparate von Fußskeletten pflegen vorne mit dem Köpfchen des ersten und fünften Mittelfußknochens den Boden zu berühren. Die übrigen Köpfchen bilden einen nach oben konvexen Bogen. Nach den Untersuchungen von Seitz entspricht dieser Zustand aber nur in 57% der Fälle der Wirklichkeit, bei den übrigen berühren alle Köpfchen den Boden. Von Meyer und Hoffa schrieben dem mittleren Metatarsale die Rolle der vorderen Fußstütze zu, Beely und Momburg dem zweiten und dritten, Marcinowsky und Lazarus dem zweiten. Straßer, einer der kompetentesten Beurteiler, nimmt je nach dem Grade der Belastung die mittleren Metatarsalien zum ersten und fünften als Stützpunkte hinzu. Daß im übrigen die Diaphysen der Mittelfußknochen einen nach oben aufsteigenden Bogen bilden, wird von niemand bezweifelt. Es handelt sich hier lediglich um die Verhältnisse in der Köpfchenreihe. Brüning sah die leistungsfähigsten Füße mit M 1 und 5 als Stützpunkten.

Beim Hohlfuß scheint mir nun in typischer Weise in den meisten Fällen (70%) die Querwölbung der Mittelfußknochen verschwunden, oft in ihr Gegenteil verkehrt zu sein. Gleichzeitig ist der Vorfuß verbreitert, wie auf Fußabdrücken deutlich zu sehen ist. Zum Hohlfuß hat sich also der Spreizfuß gesellt. Ist diese Kombination auch nicht gesetzmäßig, so ist sie doch, wie auch Lackner erwähnt, so häufig, daß sie therapeutisch beachtet werden muß und daher hier erläutert werden soll.

Der Pes transverso-planus, in höheren Graden identisch mit dem „Spreizfuß", der in der neueren Literatur von Hohmann, Wollenberg, Wachendorf, Kazda, E. Mayer, Immelmann bearbeitet worden ist, wurde von Seitz bei 20% aller Untersuchten festgestellt. Daß er gewissermaßen zum Bilde des gewöhnlichen Plano-valgus gehört, kann nicht verwundern, wohl aber seine Häufigkeit beim Hohlfuß, die zunächst paradox anmuten muß.

Zur Erklärung muß zunächst festgestellt werden, daß der Zustand des hinteren Quergewölbes mit der Wölbung der Köpfchenreihe nichts zu tun zu haben braucht. Das erste kann vermehrt sein, während das zweite fehlt. Eine Reihe von Gelenkspalten trennen beide Regionen, in denen voneinander unabhängige Bewegungen stattfinden können. Außerdem können mechanische und muskuläre Verhältnisse beim Hohlfuß mit Vorteil zur Erklärung des scheinbaren Widerspruchs herangezogen werden.

Die Bewegung der Mittelfußköpfchen ist abhängig von der ihrer Basen, also einmal von der Stellung in den querverlaufenden Gelenken des Lisfranc, dann auch von der in den sagittal verlaufenden zwischen den einzelnen Metatarsalien und den Knochen der dahinterliegenden Reihe. Schließlich sind Bewegungen in allen anderen dahinterliegenden Gelenken von Einfluß. Die letzteren kann man sich stabil oder unbeeinflußt denken. In den übrigen fraglichen Gelenken (Amphiarthrosen) sind die physiologischen Exkursionsbreiten sehr gering zwar, jedoch nicht alle gleich. Nach Braus sind dorsoplantare Bewegungen am ausgiebigsten möglich für den ersten und fünften Mittelfußknochen, also die Randstrahlen, und zwar für den ersten zwischen Naviculare und Cuneiformia, für den fünften im Lisfranc.

In der Lisfrancschen Zone sind zwei Bewegungen möglich (Straßer): 1. Geringe seitliche Verschiebung der Basen, deren Gelenkflächen besonders von 1 und 5, eine nach vorn konvexe Krümmung von einer Seite zur anderen tragen. 2. Eine geringe dorsoplantare Verschiebung der Basen, mit entsprechend stärkerer Bewegung der Köpfchen im gleichen Sinne. Dazu paßt eine distalwärts gerichtete konvexe dorsoplantare Krümmung. Wesentlich aber ist hierbei, daß am inneren Fußrand infolge eines eigenartigen Mechanismus eine Kuppelung dieser Bewegung um eine transversale Achse mit Bewegungen gleichen Sinnes in der dahinter liegenden Knochenreihe der Keilbeine besteht. Diese Kuppelung wird erreicht durch das sperrzahnähnliche Vorspringen des ersten Keilbeines nach unten (Straßer) und die starke Bandverbindung zwischen ihm und dem ersten Metatarsus. Führt dieser eine dorsoplantare Bewegung aus, so wird das erste Keilbein, vielleicht auch das zweite und dritte, mitgenommen, die alle eine dorsoplantare Bewegungsmöglichkeit gegenüber dem Naviculare haben, die größer ist als im Lisfranc selbst (Braus). Eine derartige Verbindung mit rückwärts gelegenen Gelenken, die einer Addition der Wirkung gleichkommt, fehlt den sagittal verlaufenden Amphiarthrosen des Lisfranc. Deren Exkursionen sind also kleiner. Somit ist es warscheinlich, daß bei Einwirkung einer deformierenden Kraft von oben her (Körpergewicht) der Fuß im Tarsometarsalgelenk zunächst und am ausgiebigsten in der Längsrichtung in den querverlaufenden Gelenken durchgebogen wird, die auch physiologisch die größte Exkursionsbreite haben. So summieren sich alle kleinen Ausschläge in diesen und den benachbarten Gelenken, die randständigen Metatarsen biegen sich zunächst auf, der Bogen sinkt ein oder besser, wird aufgerollt. Mit dem zuletzt beschriebenen Faktum des Aufbiegens der Randstrahlen erklärt auch Hohmann den Spreizfuß, jedoch mit anderer, muskulär bedingter Herleitung, die hier nicht in Betracht kommt.

Auf diese Weise läßt sich der Widerspruch zwischen Hohlfuß und Spreizfuß hinwegräumen. Es läßt sich aber auch zeigen, daß der Hohlfuß sogar für den Spreizfuß prädisponiert ist. Der Grund hierfür liegt in der Durchbiegungsmöglichkeit des Metatarsus. Sie ist nach Straßer am größten in schrägen dorsoplantaren Ebenen, namentlich wenn das Cuboid hinten niedergedrückt und gedreht, der innere Fußrand vorn (erstes Keilbein) relativ noch oben gedrängt wird. Es „setzt sich nun gleichsam die Aufbiegung des inneren Teiles des Metatarsus in den Vordertarsus hinein fort“ (Straßer). Diese Stellung ist aber für eine der häufigsten Hohlfußformen, den „idiopathischen“ Hohlfuß (Equino-varo-excavatus) habituell. Die Bedingungen für die Ausbildung des Spreizfußes sind somit günstig und schon durch eine Änderung der Belastungsrichtung zu erfüllen, auch wenn das Gewölbe in der Längsrichtung vermehrt ist.

Ferner ist hier der verstärkte Horizontalschub, den die Mittelfußköpfchen und deren Bandverbindung auszuhalten haben, beim Hohlfuß zu berücksichtigen. Es kommt zu einer Dehnung der Ligamenta transversalia capitulorum und damit zum Spreizfuß. Selbst wenn in den queren Gelenkspalten sich nichts ändert, kann in den parallelen Spalten eine Aufbiegung eintreten.

Eine letzte und stärkste Motivierung der Kombination Hohl- und Spreizfuß liegt in dem paretischen Zustand des Adductor hallucis, den Duchenne als für viele Hohlfüße typisch und ätiologisch wirksam beschrieben hat. Dem querliegenden Bauch dieses Muskels kommt nach von Meyer und

Jeanne die Aufgabe zu, die Reihe der Köpfchen nach oben zu wölben und zu spannen, eine Funktion, die der paretische Muskel nicht mehr erfüllen kann. Vielleicht wirken die beiden letzten Momente oft zusammen.

Die deformierenden Kräfte. Muskelphysiologie des Hohlfußes.

Die Knochen des Fußes werden in ihrem Gefüge erhalten 1. durch die Druckverhältnisse, die in dem Bau der Gelenkflächen begründet liegen; 2. durch die Bandapparate; 3. durch den Zug der Muskulatur. Das letzte Moment ist das variabelste und kommt allein als primär aktiv deformierende Kraft für den Hohlfuß in Betracht.

Die Rolle, die der Muskulatur für die Entstehung der Fußdeformitäten im allgemeinen zugeschrieben wird, wird sehr verschieden umschrieben. Deutlich wird dies besonders bei den nicht kongenitalen Gruppen, besonders beim Plattfuß. Allgemein geht die Ansicht dahin, daß die Wirkung der Muskeln im ganzen auf die Erhaltung des Gewölbes ganz erheblich ist, welche Muskeln aber im einzelnen vermehrend oder vermindernd auf die Fußwölbung einwirken, ist vollkommen strittig. Erst in der neuesten Literatur kommen die Ansichten darüber etwas zur Konsolidierung. Trotzdem klaffen in den Einzelangaben scheinbar unlösliche Widersprüche. Es muß deshalb auf die Muskelverhältnisse, gerade im Hinblick auf ihre überragende Wichtigkeit in der bisher geltenden Therapie näher eingegangen werden.

Allgemein gesagt sind es Störungen im Gleichgewicht der Muskulatur des Fußes und Unterschenkels, die zur Deformierung des Skeletts führen (Duncker, Roeren, Kölliker). Ein Muskel oder eine Muskelgruppe ist absolut oder relativ geschwächt, hypotonisch; absolut, wenn er traumatisiert, zentral oder peripher paralysiert ist, relativ, wenn sein Antagonist hypertonisch ist, zu starke Bewegungsimpulse erhält (nach Art des Hypertonus in den Peroneen beim spastischen Plattfuß).

Bisweilen mag die primäre Beteiligung eines einzelnen Muskels genügen; meist sind es mehrere. Ihre Alteration modifiziert wieder den Synergismus der anderen Muskeln, deren Zugkraft eine unphysiologische Anwendung findet. Hinzu tritt die Wirkung sekundärer Entartungs- und Schrumpfungsvorgänge, sowie statische Kräfte. Ein kleiner, durch Muskelgleichgewichtsstörung geschaffener Angriffspunkt für diese letzteren genügt sehr oft, um die Deformität manifest oder progredient zu machen (Pürkhauer, Lackner).

Auch bei genauer Beachtung der Literatur und Durchsicht eigener Erfahrungen wird es nicht leicht sein, mit Sicherheit den einen oder den anderen Muskel als „Hohlfußmuskel“ zu erklären, etwa wie man den Peroneus brevis einen Plattfußmuskel kat' exochen genannt hat (Hohmann, Debrunner). Oft stehen theoretische und praktische Erfahrungen oder diese wieder unter sich selbst in offenkundigem Gegensatz, der häufig auch durch post festum angestellte Überlegungen nicht zu klären ist.

Trotzdem erheischt die Rücksicht auf eine jedenfalls zu erstrebende Therapie eine möglichste Aufhellung dieses Dunkels.

Es stehen klinische Beobachtungen aus Unfalls- und Lähmungschirurgie, elektrophysiologische Untersuchungen und anatomische Daten zur Verfügung. Alles soll im folgenden verwertet werden.

Ein Musterbeispiel für die Verwirrung auf diesem Gebiete bieten die Anschauungen über die Rolle des Triceps surae bei der Hohlfußbildung. Allgemein wird sie für sehr wesentlich gehalten, denn die Aktionsfähigkeit dieses Muskels ist sehr bedeutend und seine Mechanik recht kompliziert.

Zwei entgegengesetzte Zustände dieses Muskels sind für die Hohlfußgenese ins Feld geführt worden: die Hypertonisierung (Duncker, Roeren) und die Hypotonisierung (Schultheß). Der letzte Fall ist ohne weiteres verständlich. Rein passiv tritt der Fersenbeinfortsatz tiefer (Antagonistenzug), steigt Vorderteil und Taluskopf nach oben (Nikalodoni). Bei Hypertonisierung des Muskels aber geht der Weg über das Gegenteil, die Plantarflexion des Talus, den Equinismus. Die Stauchung des Vor- gegen den Rückfuß geschieht durch Vermittlung des Körpergewichtes bei der Belastung im Zehenstand (von Meyer). Unter Mitwirkung des Flexor halluc. longus und Peroneus longus wird die Großzehe möglichst in die Verlängerung der Unterschenkelachse gebracht. Analog der Wirbelsäule werden hierbei die Knochen des ersten Fußstrahls bogenförmig angebracht. Übrigens auch die Knochen am äußeren Fußrand durch Seitendruck der Sehne des Peroneus longus auf das Cuboid. Daß diese Erklärung für manche Hohlfußtypen ausreicht, muß zugegeben werden (funktionelle Hohlfüße Dunckers). Andererseits haben bei weitem nicht alle Menschen, die oft und forciert den Zehenstand ausüben (Ballettänzer), einen Hohlfuß, wie bereits erwähnt.

Der Triceps gilt als Plantarflexor, daneben aber auch als beträchtlicher Adductor und Supinator (Biesalski). Braus erklärt dies aus der exzentrischen Stellung des Fersenbeinhöckers zur Mittellinie. Der Grund aller Meinungsverschiedenheiten über die Tricepswirkung beim Hohlfuß kann letzten Endes nur in der schwierigen Mechanik der Sprunggelenke liegen. Der Muskel überspringt am Fuß zunächst das obere Sprunggelenk, dann die hintere Kammer des unteren. Der Talus wird nur indirekt beeinflußt. Braus vergleicht seine Lagerung einem doppelten Zapfenlager, das nicht allseitig von konischen Knochenwänden gebildet wird, sondern großenteils von nachgiebigen Sehnen- und Bandmassen (Tibialis anterior und Pfannenband). Eine Lockerung des letzteren wird ja unter anderem für den Plattfuß verantwortlich gemacht. Andererseits hat diese eigentümliche Lagerung des Talus den Vorteil: in Verbindung mit der schraubenförmigen Gelenklinienführung an der Außenseite der Rolle (Braus) kann das Längsgewölbe bei der Belastung durch das Sichhineindrehen des Talus gespannt werden (vgl. Baisch, Röntgenbilder des normalen Fußes). Wird diese Spannung nun durch Muskelzug hervorgebracht, also durch plantarflektierenden Zug des Triceps oder durch ein Übergewicht des Tibialis posterior, der hier als Gegenspieler des Tibialis anticus fungiert, so kann hierin ein die Vermehrung des Gewölbes unterstützendes Moment entstehen.

Der Ausschlag der Supination bei Aktion des Triceps beträgt nach Biesalski 21 Grad. Plantarflexion mit Unterwärtsrollung des äußeren Fußrandes und gleichzeitige Adduction der subtalaren Fußplatte verbinden sich dabei zu einer einheitlichen Bewegung (Supination).

Würde nun bei jedem Hohlfuß eine Hypertonie der Wadenmuskulatur bestehen, dann wäre die grundlegende Torsion des Calcaneus erklärt. Aber erstens besteht diese Hypertonie nicht immer, in vielen Fällen sogar das

Gegenteil, zweitens steht nach meinen Beobachtungen — Bemerkungen in der Literatur fehlen — oft auch beim Pes calcaneus die Ferse in Supination. Auf diesen Widerspruch ist noch nicht hingewiesen worden. Die Erklärung kann verschieden gegeben werden.

Bei mäßig geschwächtem Triceps, wie er bei Hohlfüßen oft gefunden wird, tritt zwar das Tuber calcanei tiefer, führt also eine reine Flexionsbewegung aus. Aber nur bis zu einer gewissen Grenze. Ist diese erreicht, dann findet der Antagonistenzug (Plantarmuskulatur) seinen Widerstand wieder. Es tritt zunächst vom Vorfuß her ein Spannungszustand auf, dessen Resultat vorerst eine plantare Abbiegung ist. Infolge des oben beschriebenen Mechanismus des Sprunggelenks muß aber mit dieser Abbiegung eine Supination verbunden sein. Verstärkt werden muß sie noch dadurch, daß dorsale Bänder und Extensoren der Plantarflexion des Vorfußes eine Hemmung entgegensetzen, die dem Zug der Wadenmuskeln wieder ein Übergewicht verschafft, so daß er stärker zur Geltung kommt, also auch stärkere supinierende Wirkung ausübt.

Dieselben Verhältnisse gelten auch bei völlig erschlafftem Triceps, bei dem es zum Hackenfuß kommt. Der Zug der Sohlenmuskeln gibt auch der gelähmten Wadenmuskulatur noch ein Widerlager, an dem sie beim Gehen und Stehen Zerrungen und Zugwirkungen ausüben kann. Falls es also hier nicht zu einem Zustand kommt, der dem beim Pirogoffstumpf gleichkommt, so daß der Calcaneus senkrecht in die Richtung der Unterschenkelachse zu stehen kommt, muß sich auch noch eine Supination bemerkbar machen.

Aus dem Ganzen bisher über die Tricepswirkung und die Supinationsverhältnisse Gesagten ist also der Schluß zu ziehen, daß eine grundlegende Deformierungskomponente durch den Tricepszug geschaffen wird. Der Spannungszustand in der Achillessehne ist, wie sich später zeigen wird, entscheidend für die Dauer des erreichten operativen Korrektur-Resultats. Eine zu starke Spannung ist, bei normalem oder korrigiertem Vorfuß, deletär und begründet das Rezidiv.

Für die Therapie wäre also unbedingt die Beseitigung eines Hypertonus im Triceps zu fordern. Aus technischen Gründen ergibt sich die Forderung, daß dies erst nach der Korrektur des Vorfußes zu geschehen hat (siehe den therapeutischen Teil).

Bei allen Formen des Hohlfußes spielt also die Wirkung der Wadenmuskulatur eine wesentliche Rolle. Bei geschwächtem Triceps eine sekundäre, bei hypertonischem eine primäre; in beiden Fällen sind noch andere Muskelkräfte nötig, sonst entsteht in einem Falle ein Hackenfuß, im anderen ein Spitzfuß.

Welche Mitarbeiter werden im ersten Falle beansprucht? Hier hat vor allem die Arbeit von Schultheß aufklärend gewirkt. Er sondert die Fußmuskeln in solche, die das Gewölbe vermehren und solche, die es vermindern. Zur ersten Gruppe zählen alle die Muskeln, die eine Zusammenstauchung des Fußskeletts (Schultheß) bewirken: lange Zehenflexoren, Peroneen, Tibialis posticus, kurze Fußsohlenmuskeln. Zur gleichen Gruppe zählt der Triceps. Als einzigen Antagonisten dieser Gruppe nennt Schultheß den Tibialis anticus, aber „auch dieser wird, wenn er sich bei belastetem Fuß kräftig zusammenzieht, hinter dem Metatarsophalangealgelenk am inneren Fußrand eine deutliche Knickung (Hohlfußbildung) verursachen". Eine genauere Darlegung der Wirkungsart dieser Muskeln wird weiter unten gegeben.

Daß im zweiten Falle, bei hypertonischem Triceps, leicht ein Hohlfuß entsteht, ist altbekannt. Zunächst kommt es hierbei zum Equinus, mit plantarflektiertem Talus und Calcaneus. Ein Hohlfuß kann sich dann bilden schon unter dem Einfluß der Belastung (siehe oben). Belastungskräfte stauchen hier von den Unterstützungspunkten in der Köpfchenreihe her das Kahn- und Würfelbein entgegen dem abflachenden Zug der Achillessehne gegen Talus und Calcaneus. Es scheint, als wenn gerade der Talus diesem dorsalwärts gerichteten Zug nachzugeben imstande ist, wahrscheinlich unter der Mitwirkung der von L. Mayer beobachteten pathologischen Bewegung zwischen Talus und Calcaneus, weniger unter Mitnahme des letzteren. Außerdem kommt es bei biegsamen Knochen im Kindesalter zu einem inneren Umbau des Talus, insofern als die Rolle etwas in Dorsalflexion zu stehen kommt, während die plantare Abknickung bereits im Hals statthat.

In folgerichtigem Ausbau dieser Anschauungen hat Duncker, der Schüler Cramers, seine Theorie von der Entstehung des Hohlfußes aufgestellt. Nach ihm sind in der Übertreibung der lokomotorischen Funktion, d. h. in der Anspannung aller Muskeln bei extremster Spitzfußstellung die Bedingungen zur Hohlfußbildung gegeben. Er denkt sich dabei, ähnlich wie nach unserer Darstellung, jedoch künstlich konstruiert, die abflachende Wirkung des Triceps mechanisch paralysiert, indem bei maximal flektiertem Knie und plantarflektiertem Fuß die Tricepssehne erschlaffe. Dies muß, wie schon Roeren bemerkt, gesucht erscheinen, denn diese Stellung kommt in der normalen Funktion so gut wie niemals vor. Übt man zudem in dieser Stellung einen dorsalwärts gerichteten Druck gegen die Planta aus, so tritt sofort wieder eine starke Anspannung der Achillessehne ein (Roeren).

Dieser, ein anderer Schüler Cramers, ist konsequenter. Er zeigt, daß von der gesamten auf die Fußgelenke wirkenden Muskelenergie der größte Prozentsatz in dem Sinne wirkt, daß der Fuß in Spitzfußstellung tritt und das Fußgewölbe vermehrt wird. Das tonische Gleichgewicht der Muskeln am Fuß sei eben derart, daß es den Fuß in leichte Equino-varus-Stellung bringt. Man erinnere sich des oben über die Rolle des Triceps surae Gesagten. Auch anatomischerseits ist das Übergewicht der plantarflektierenden Muskulatur betont worden (Braus). Das Gesamtgewicht der Wadenmuskulatur macht nach Braus 10 % der gesamten übrigen Fußmuskeln aus. Dorsalflektierend wirken nur drei Muskeln: Tibialis anterior, Extensor hallucis und communis longus. Ihr Gewicht betrug in einem Falle nur 226 g gegenüber 795 g Gewicht der Wadenmuskulatur. Dieses Übergewicht ist sehr wesentlich für die Statik des Körpers, hat aber andererseits den Nachteil, daß schon bei ganz geringen Störungen des äußerst labilen und nur bei normaler Beanspruchung konstanten Gleichgewichts der Muskulatur ein Ausschlag zugunsten der Wadenmuskulatur erfolgt (Spitzfußbildung durch Bettdeckendruck).

Von den noch nicht angeführten Muskeln verdient besonders der Peroneus longus und sein Gegenspieler Tibialis anterior für den Hohlfuß Beachtung. Die Ansichten alter und neuerer Untersucher differieren hier etwas.

Duchenne wies als erster in seiner klassischen Physiologie des mouvements auf einen Hohlfußtyp hin, der aus einer Störung des Gleichgewichts zwischen beiden Muskeln hervorgeht. Ist der Peroneus longus hypertonisch, der Tibialis anticus aber voll erhalten, dann entsteht der pied creux valgus, der Knickhohlfuß, von dem übrigens Henke schon eine Abbildung bringt. Dieser auch für die Mechanik anderer Hohlfußarten außerordentlich wichtige Muskel bringt vermöge seines eigenartigen Verlaufs — um den äußeren Knöchel herum über das Cuboid schräg die Planta durchquerend zu seinem Ansatz an der Basis Metatarsi I — dreierlei Wirkungen hervor: zunächst zieht er den Großzehenballen plantarwärts herab, rollt den Fuß, besonders den Metatarsus dabei auswärts (Pronation) und abduziert ihn. Schließlich übt er dabei eine supinierende Wirkung auf die Fußwurzel aus, indem er sie als Hypomochlion benutzt. Gleichzeitig spannt er das hintere Quergewölbe (Wittek). Alle Untersucher (Fick, Straßer, Duchenne, Hohmann, Biesalski) sind sich darüber einig. Voraussetzung ist natürlich das Vorhandensein physiologischer Spannungs- und Lageverhältnisse in den anderen Muskeln, besonders den Antagonisten. Beachtenswert ist aber das Ergebnis des letzten Untersuchers der Hohlfußmuskulatur, Debrunner, der dem Muskel keine gewölbevermehrende, sondern nur-erhaltende Einwirkung zuschreibt. Er „verwindet" nur den Fuß, vermehrt dabei allerdings das Quergewölbe. Meiner Ansicht nach ist dabei außer acht gelassen, daß eben auf Grund dieser Verwindung oder Torsion ein großes Teil des Plus an Fußwölbung zustande kommt. Zu berücksichtigen ist auch, daß die Ergebnisse am belasteten Fuß gewonnen wurden, während alle früheren am unbelasteten Fuß untersuchten. Es mag sein, daß die spannende Wirkung auf das Längsgewölbe allerdings nicht gegen die Kraft der Belastung aufzukommen vermag, so dieser Effekt latent bleibt. Immerhin spräche das nicht für eine besonders große Wirkung auf die Längswölbung (siehe übrigens beiliegende Sohlenabdrücke).

Die Störung im Gleichgewicht beider Muskeln kann sich nun des weiteren so auswirken, daß die Extensoren für den unterlegenen Tibialis anticus kompensierend eintreten und als Fußheber zu arbeiten suchen. Da die Zehenbeuger nicht auch entsprechend an Kraft zunehmen, kommt es zur Hammerstellung der Zehen. Die dorsal aufgerichtete Grundphalanx drückt die Mittelfußköpfchen plantarwärts und bewirkt so die Abknickung des Vorfußes, unterstützt also die Wirkung des Peroneus longus. Die Dorsalflexion der Grundphalangen wird stärker, bis zur Subluxation, der plantarwärts gerichtete Druck wächst — ein circulus vitiosus. Schließlich fixieren Schrumpfung der Fascien und Bänder das Resultat.

Dies ist die eine Form des Duchenneschen Hohlfußes. Es ist im Wesen dasselbe, wenn Lackner noch eine gleichzeitige Schwäche des Peroneus III, Brandes einen besonderen Einfluß des Extensor hallucis longus annehmen. Lackner betont mit Recht noch das Moment einer sekundären Schwächung des Tibialis anticus (und Peroneus III), das in der Überdehnung des Muskels infolge der sich plantarwärts vollziehenden Entfernung ihrer Insertionen liegt. Anstoß zu dieser Überdehnung kann schon die Belastung in Spitzfußstellung sein. Die Elastizität des Fußes, dieser „elastischen Bandfeder" (Denner) sorgt dann schon für die Weiterbildung der Deformität.

Das Zusammenspiel der beiden Muskeln kann aber auch aus sozusagen physiologischen Gründen von der Norm abweichen. Die Ansatzstellen können bekanntlich ziemlich stark variieren (Spalteholz, Braus). Roeren wies zuerst auf die klinische Bedeutung dieser Tatsache hin, die Jeanne in seiner anatomischen Darstellung des Hohlfußes eingehend beschreibt. Normalerweise steht der Fuß in einem Steigbügel, der aus den Sehnen der

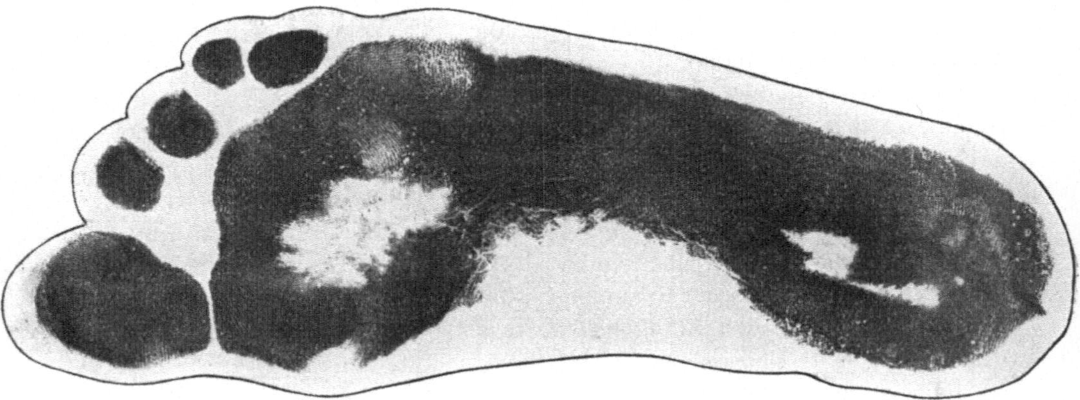

Abb. 15. Eigener Sohlenabdruck in mäßiger Belastung.

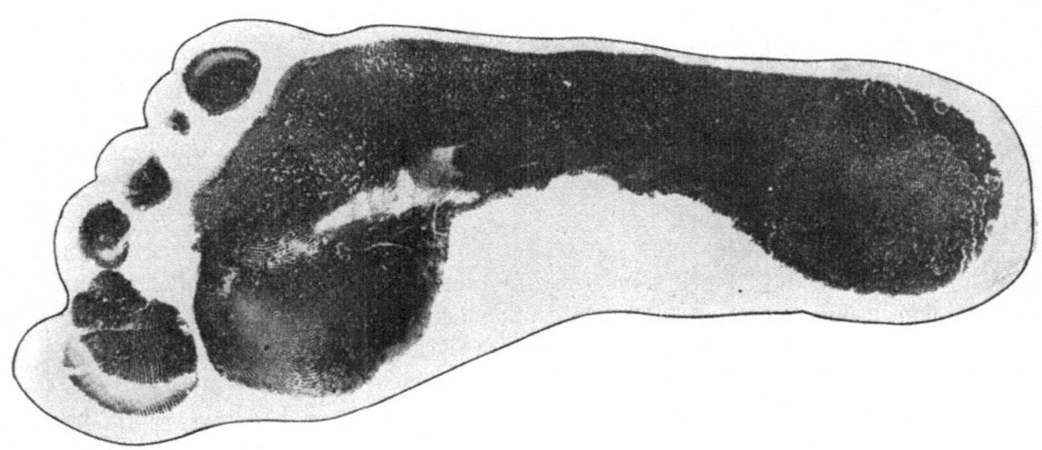

Abb. 16. Eigener Sohlenabdruck wie vorher, aber unter faradischer Reizung des Peroneus longus. Zu beachten Verkürzung im Quer-, aber auch im Längsdurchmesser um ca. 1 cm.

beiden Muskeln zusammengesetzt ist (Braus). Je nachdem nun der untere oder der obere Teil der Schlinge weiter distal seinen Ansatz findet, muß auch das Ergebnis der Zugwirkung ein ganz anderes sein. Im ersten Falle wird das Gewölbe stärker ausgeprägt sein, im zweiten dagegen eine Neigung zur Abflachung bestehen. Außerdem kommen eine Reihe accessorischer Insertionen vor, die neben der Hauptinsertion eine beträchtliche Befestigung darstellen, an denen erhebliche Zugkräfte angreifen können (Jeanne). Die Verbindungen der einzelnen Bestandteile des Fußskeletts werden dadurch augenscheinlich viel enger und vielfältiger, gleichzeitig wird aber auch die Wahrscheinlichkeit und Häufigkeit anatomischer Varianten größer, und damit die Möglichkeit von Störungen des muskulären Gleichgewichts auf diesem anatomischen Wege. Es ist möglich, daß mit Hilfe dieses Faktums ein auffallender Widerspruch in klinischen Beobachtungen über die Wirkung des Ausfalls eines der beiden Muskeln gegeben werden kann.

Vulpius beobachtete nach isolierter Verletzung des Tibialis anterior Plattfußbildung, Brandes dagegen typische Klauenhohlfußentstehung. Auch Müller und Giani beobachteten bei Schwäche dieses Muskels Plattfußbildung. Duchenne verfügt über eine gleiche Beobachtung. Auch über andere Muskeln sind derartig differierende Beobachtungen gemacht (Perthes).

In bezug auf den Tibialis anticus weist Roeren darauf hin, daß auch eine gewölbespannende Wirkung von ihm ausgeübt werden kann, eine Wirkung, die nach Ludloff dem Posticus in erster Linie zukommt. Diese, auch von Fick bereits ausgesprochene Ansicht, bestätigt auch eine Beobachtung von Perthes, der nach isolierter Verletzung des Tibialis posticus einen Plattfuß sich bilden sah. Nach Ludloff wird dieser Muskel kompensiert durch den Peroneus longus. Der Tibialis anticus dagegen sei neutral. Müller wiederum sieht den Anticus für den Gewölbeerhalter an — die Fußwölbung hänge an ihm wie die Kettenbrücke an der Kette —; Giani sah nach seiner isolierten Durchtrennung einen reinen Spitzfuß auftreten. Die dem Muskel außer von Biesalski allgemein zugeschriebene Funktion der Adduction vermißte er in 47 $^0/_0$ der untersuchten Fälle; diese neigten allesamt zur Abflachung.

Alles dieses beweist nur, wie vorsichtig man in der Übertragung theoretischer Konstruktionen und sowohl experimentell wie klinisch gewonnener Beobachtungen in die Wirklichkeit sein muß. Einstweilen paßt kaum eine auf die andere. Es hat nicht den Anschein, als ob dies an der Unzuverlässigkeit der Methodik und der Beobachtung läge. Vielmehr muß angenommen werden, daß die Schuld bei der ungeheuer großen Variabilität des anatomischen und somit auch des physiologischen Details am Fuße liegt. Die Kombinationsmöglichkeiten sind zu zahlreich, als daß die Vorgänge, wenigstens mit unseren jetzigen Kenntnissen, sich in eine Schablone einpressen ließen. In der Methodik macht es die größten Schwierigkeiten, natürliche, physiologische Verhältnisse beizubehalten oder neu zu gewinnen. Am besten gelingt das meines Erachtens immer noch mit der alten elektrophysiologischen Untersuchungsmethode von Duchenne. Und es erscheint deshalb durchaus berechtigt, wenn die mit ihr gewonnenen Ergebnisse heute noch volle Beachtung finden (van der Beck). Vielfach mag die Verschiedenheit der Ergebnisse einfach daran liegen, daß die einen am unbelasteten, die anderen am belasteten Fuß gefunden wurden, beide aber fälschlicherweise gleich bewertet werden. Daß am belasteten Fuß sofort ganz andere Beobachtungen erzielt werden, zeigen die Untersuchungen Debrunners, der fand, daß bei der Sperrung des oberen Sprunggelenks durch den Belastungsdruck der Tibialis anterior und die Extensoren den Vorfuß gegen die Fußwurzel stauchen, also gewölbevermehrend wirken. Auch Böhler erklärt so den verschiedenen Effekt des Ausfalls des Tibialis. Der belastete Fuß mit paretischem Tibialis anterior wird zum Plattfuß, der unbelastete zum Hohlfuß. Auch mir scheint diese Erklärung der Wahrheit am nächsten zu kommen.

Die bisher analysierten Muskeln griffen mehr, vom Unterschenkel her, die Fußwurzel oder wenigstens in der Hauptsache den proximalen Teil des Fußes an, soweit sie als primäre deformierende Kräfte angesehen wurden.

Auch die mehr am Vorfuß liegenden Muskeln sind als Hohlfußbildner beschuldigt worden. Durch ihren Einfluß entsteht die zweite Art des Duchenneschen Hohlfußes. Im Grunde geht auch diese Form, wie Brandes hervorhebt, auf den gleichen Mechanismus zurück. Bei der ersten handelt es sich um ein Überwiegen der Extensoren durch funktionelle Hypertrophie, bei der zweiten durch Schwäche der Antagonisten. Als solche betrachtet Duchenne die kurzen Sohlenmuskeln, die die Grundphalangen beugen, die übrigen strecken, also die Interossei und den an den Sesambeinen der Großzehe ansetzenden Flexor brevis und Adductor hallucis. Bei deren Lähmung entwickelt sich ganz derselbe Vorgang der Hammerzehenbildung. Anch Schultheß folgt dieser Ansicht. Mit Recht hat Scherb in letzter Zeit speziell mit Bezug auf die Rolle der Interossei darauf hingewiesen, daß im Laufe der Entwicklung der Deformität ein Muskel sein „funktionelles Vorzeichen“ ändern kann. Während am gesunden Fuß die Interossei die Grundglieder beugen, sind ihre Ansätze beim Klauenhohlfuß so verlagert, daß sie als Strecker wirken, und sie behalten diese umgekehrte Funktion auch bei, nachdem das Primäre des Vorgangs, ihre Parese, zurückgegangen ist. Sie wirken auch dann noch verstärkend und beschleunigend auf die Ausbildung der Deformität. Dasselbe kann, mutatis mutandis, auf die Tricepswirkung angewendet werden (siehe oben).

Vielfach wird derselbe Vorgang auch umgekehrt gedacht. Bei aus irgendeinem Grunde entstandener entzündlicher Reizung der plantaren Fascie und Muskulatur nach Art der Dupuytrenschen Kontraktur (Müller) entwickelt sich hier ein Kontraktionszustand, durch den die Köpfchen der Mittelfußknochen dem Tuber calcanei genähert werden. Die Zehen geraten in Krallen- oder Klauenstellung. Sekundäre Schrumpfung macht den Zustand zu einem dauernden (Wette).

Besondere Erwähnung unter den kurzen Fußmuskeln verdient der Abductor hallucis. Außer seiner namengebenden Funktion kommt ihm nach den Untersuchungen Debrunners ein erheblicher Einfluß auf die Aufrechterhaltung der inneren Fußwölbung zu. Merkwürdig ist da aber wieder der Befund Riedels, der bei diesem Muskel und beim ersten Interosseus eines Hohlfußes Entartungsreaktion feststellte. Skepsis gegenüber allen Ergebnissen und Folgerungen auf diesem Gebiete ist also wohl berechtigt, besonders, wenn es sich um Realisierung in der therapeutischen Praxis handelt.

Bisher noch nicht erwähnt ist der Peroneus brevis. Als Abductor und Dorsalflexor ist er der völlige Gegenspieler des Tibialis posterior, also ein ausgesprochener Plattfußmuskel. Wenn er beim Hohlfuß gut ausgebildet ist, wie man gelegentlich von Operationen gut feststellen kann, so beweist das nur wieder, daß die natürlichen Verhältnisse komplizierter sind, wie sich der schematisierende Verstand sie zurechtlegen möchte.

Dem Antagonisten dieses Muskels (Tibialis posterior) ähnlich bewirken die langen Zehenbeuger eine plantare Beugung im Lisfranc, Vorchopart und Chopart, also eine Vermehrung des Gewölbes. Ihrer Insuffizienz wird eine wesentliche Rolle in der Plattfußgenese zuerteilt (Hübscher). Die Sehne des Flexor hallucis, am nächsten dem Fersenbein, umfaßt im Bogen das Sustentaculum tali und bildet so einen Hängegurt für die Konsole des Sprungbeins (Braus). Er wirkt so als kräftiger Antagonist gegen die halbphysiologische Pronation des Calcaneus, spannt daher auch das Gewölbe, wie auch das Hübschersche Experiment erweist. Stracker geht in der Therapie sogar so weit, den Muskel auszuschalten, allerdings als einziger.

Es bleibt noch übrig, der Muskelmechanik der Hammerzehe zu gedenken. Die Duchennesche Auffassung wurde schon oben gegeben. Sie steht in engem Zusammenhang mit der Entstehung des Hohlfußes selbst. Sie ist das Primäre. Umgekehrt bei Wette und Böhler, wie auch Hohmann. Sie erklären die Dorsalflexion der Grundphalangen einfach durch die relative Verkürzung, die die Extensorensehnen durch die dorsale Vorwölbung erleidet. Merkwürdig muß demgegenüber aber erscheinen, daß die Hammerstellung nach meiner Erfahrung eine beträchtliche sein kann schon zu einer Zeit, wo die Vermehrung des Gewölbes noch verhältnismäßig unbedeutend ist. Sollte der Extensor nicht in der Lage sein, sich dieser minimalen Verlängerung und Dehnung anzupassen?

Es kam mir bei den muskelphysiologischen Erörterungen wesentlich darauf an, auf einige Punkte hinzuweisen: zunächst die Unklarheit und Unbestimmtheit auch mit exakten Methoden gewonnener Resultate. Hieraus ergibt sich eine gewisse Labilität aller in bezug auf die Muskelphysiologie des Fußes aufgestellten Sätze. Die bisher angewandten Untersuchungsmethoden lassen zwar alle das Streben nach möglichster Exaktheit erkennen, doch haben dabei andere an solche Methoden zu stellenden Forderungen offensichtlich an Beachtung eingebüßt. Besonders leiden sie alle durchweg daran, daß die beim lebenden Menschen obwaltenden Bedingungen zu sehr variiert sind, so daß sich schwerlich die Ergebnisse ohne weiteres übertragen lassen. Dieser Einwand ist z. B. gegen die sonst sehr genaue und aufschlußreiche Untersuchungsweise Biesalskis berechtigt. Die Methode der elektrischen Untersuchung, wie sie Duchenne anwandte, ist dagegen wieder, bei voller Wahrung der natürlichen Verhältnisse, zu ungenau, da es schwer sein dürfte (vgl. hierzu: Eißermann: Über die elektrischen Reizpunkte usw.) alle Muskeln einzeln isoliert elektrisch zu reizen. Vielleicht wird es in Zukunft möglich sein, mit Hilfe des Nachweises von Muskelaktionsströmen, wie sie beim spastischen Plattfuß und von Rehn bei Frakturen angewandt worden ist, näheren Aufschluß über pathologische Muskelverhältnisse am Fuß zu bekommen. Oder man verwendet zur elektrischen Reizung die subkutanen Elektroden Erlachers. Entsprechende Versuche sind im Gange. Schließlich müßte durch eine exakte Aufnahme und Verwertung autoptischer Befunde bei Operationen noch viel mehr Klärung gewonnen werden. Solange dies nicht der Fall ist, werden die Theorien immer mehr oder weniger die Oberhand haben, ein Zustand, der gerade im Hinblick auf die große praktische Bedeutung dieser Erkenntnisse für die Therapie nichts weniger als erfreulich ist.

Es verbleibt noch die Aufgabe, der Rolle des Bandapparates zu gedenken und die Effekte der beschriebenen Lageverschiebungen auf das Fußskelett darzustellen.

Von manchen Autoren (Pürckhauer, Hohmann, Hasebroek u. a.) wird ein Hohlfußtyp beschrieben, der seine Entstehung einer angeborenen oder erworbenen Bänderschwäche verdankt. Charakteristisch für ihn ist, daß das im unbelasteten Zustande deutlich vermehrte Fußgewölbe bei der Belastung sich abflacht, oft so stark, daß ein Senkfuß erscheint. Nach unserer Erfahrung stellen diese schlaffen Hohlfüße etwa 5–10% der Gesamtzahl dar, wobei aber zu berücksichtigen ist, daß ein Großteil von ihnen nicht zur Behandlung kommt wegen der häufig geringen Beschwerden. Sie sind sehr häufig das Produkt allzu hoher Absätze bei Damen. Die plantare Abbiegung dieser Füße liegt meist im Lisfranc, und hier finden sich infolge der dauernden Reibung im Wechsel der Belastung konstant arthritische Prozesse, die auch meist die Ursache der Beschwerden sind. Röntgenbilder derartiger Füße bieten das Bild von Senkfüßen geringeren Grades. Es ist sehr wohl möglich, daß das Primäre bei ihrer Entstehung eine abnorme Weite und Schlaffheit des Band- und Kapselapparates der Gelenke der Lisfrancschen Zone darstellt, die aber vor allem auf der Dorsalseite ausgeprägt sein muß. Allerdings muß hier gesagt werden, daß solche Hohlfußtypen, wenn auch selten, auch bei Spina bifida occulta gesehen werden. („Ballenfuß“, Gaugele. Abb. 16 a.)

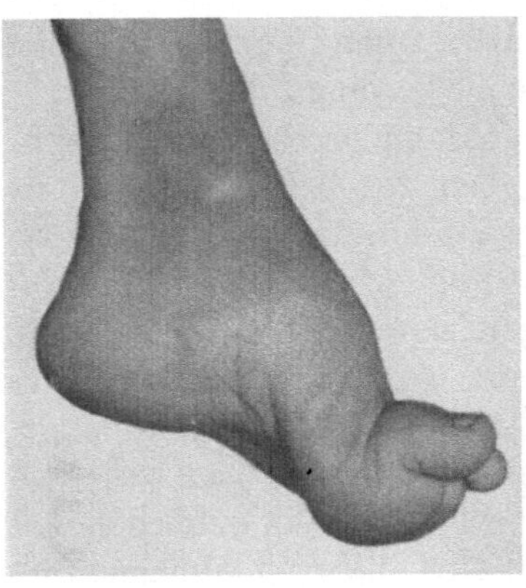

Abb. 16 a. Hohlfuß (Ballenfuß) eines 17 jährigen Schülers. Starker Tiefstand des Ballens, scharfe Abknickung im Lisfranc.

Im übrigen ist der Bandapparat beim Hohlfuß auf der plantaren Seite verdickt und geschrumpft (Jeanne). Doch haben diese Veränderungen zweifellos als sekundär zu gelten. Ohne weiteres können hier auch die Befunde beim Hacken- und Chinesinnenfuß mutatis mutandis übertragen werden (L. Mayer, Perthes, Brown, Fränkel, Vollbrecht, H. Virchow, Henke, Hueter, Nikalodoni, Peltessohn, Meßner). Interessant und wichtig insbesondere ist die Feststellung von L. Mayer, daß bei dem von ihm untersuchten Hackenfuß das Haupthindernis bei der dorsalen Aufrollung des Fußes das Ligamentum plantare longum war. Obwohl auch alle übrigen plantaren Bänder geschrumpft waren, ließ sich die Redression doch erst vornehmen, als das genannte Band durchtrennt war. Man hat daraus für den Hohlfuß die Notwendigkeit hergeleitet, vor der Redression das Band zu durchschneiden. Nach unserer Erfahrung hat diese Maßnahme aber bei der nur angedeuteten Senkung des Fersenbeinfortsatzes nur geringe Bedeutung.

Auch den Veränderungen, die an den Knochen des Hohlfußes gefunden wurden, kommt nur eine sekundäre Bedeutung zu. Die Mutter so vieler Deformitäten, die Rachitis, läßt uns hier im Stich (Schultheß). Freilich hat die Plastizität des jugendlichen Knochens, seine Fähigkeit, auf veränderte äußere Bedingungen der Statik mit innerem Umbau der Struktur und Anpassung der äußeren Form zu reagieren, bei der Genese auch des Hohlfußes ihre gewichtige Rolle, nur keine primär auslösende.

Gerade dieses Gebiet der Knochenarchitektur ist in letzter Zeit viel bearbeitet worden (Zusammenfassung bei W. Müller). Fest steht der überragende Einfluß der funktionellen Inanspruchnahme; über viele Einzelheiten gehen die Ansichten auseinander (J. Wolff, Triepel, Weidenreich). Erst in allerletzter Zeit wurde wieder Kasuistik zugunsten der alten Hueter-Volmannschen Lehre publiziert (H. Teske).

Für diese hauptsächlich in Richtung der Therapie gehenden Darlegungen genügt die Feststellung, daß es nach der einmal eingeleiteten Störung des Muskelgleichgewichts sehr bald und sehr leicht auch zu knöchernen Deformierungen kommt. Die im Röntgenbild erscheinende Keilform des Kahn- und Würfelbeins wurde erwähnt. Entsprechend den Untersuchungen Engels beim Plattfuß und Peltessohns beim Hackenfuß kommt es auch beim Hohlfuß zu einer Änderung der inneren Verstrebung der Fußknochen. Einzelne Stellen atrophieren, an anderen ist Hypertrophie zu beobachten, besonders gut am ersten Metatarsus, der infolge Steilstellung und Pronation eine erhöhte Belastung auszuhalten hat. Ein extremes Analogon hierzu ist die dominierende Ausbildung dieses Knochens beim Chinesinnenfuß, dem „Einzeh" (Vollbrecht). Bei längerem Bestehen überschreiten die Veränderungen die Grenzen des Physiologischen. Ich erinnere an die arthritischen Wucherungen in der Lisfrancschen Gelenklinie, an die noch nicht in ihrem Wesen geklärten Krankheitsvorgänge an den Metatarsalköpfchen und Zehengrundgelenken, die in letzter Zeit häufig Gegenstand der Diskussion waren (vgl. Axhausen), schließlich noch an die grade beim Hohlfuß außerordentlich häufige Arthritis im Großzehengrundgelenk und an die Spornbildung am Calcaneus.

Die klinischen Symptome und ihre Behandlung.

1. Ätiologie.

Die Symptomatologie ist nicht verständlich, die Behandlung nicht das, was jede Behandlung sein sollte, kausal und als solche zu fassen, ohne einen Blick auf die Ätiologie.

Gruppierung und Abstufung von Lähmungs- und Schwächezuständen in der Fuß- und Unterschenkelmuskulatur sind als wesentlich für den Entstehungsmechanismus erkannt worden. Sie stellen die mechanischen Vorbedingungen dar. Ausgelöst wird der Mechanismus also durch alle diejenigen Krankheitszustände, die auf Tonus und Funktion des Muskelapparates einwirken. Erkrankungen also zunächst des Nervensystems, zentral und peripher lokalisierte. Das größte Kontingent stellt nach fast allgemeiner Ansicht die spinale und die cerebrale Kinderlähmung. Aber auch Syringomyelie, multiple Sklerose, Friedreichsche Tabes (s. Abb. 16b) und Chorea können durch krankhafte Innervation zum Hohlfuß führen (Oppenheim). Insbesondere aber ist es ein eigenartiger dysplastischer Zustand des unteren Rückenmarks, meist mit Spina bifida occulta verbunden, der sehr häufig, nach unserer Statistik am häufigsten, das Bild der Deformität in typischer Weise produziert. In weitem Abstand folgen an Zahl diesen neurogen bedingten Hohlfüßen die durch direkte Schädigung der Muskulatur verursachten: Traumen, wie isolierte Sensen- und Schußverletzungen etwa des Tibialis anterior (Brandes, Perthes) (s. Abb. 16 c); ferner infektiöse Schädigung der Muskulatur, vielleicht auch der Gelenke (Grippe, Gonorrhöe nach Lackner, rheumatische Polyarthritis). Schultheß spricht noch von gewissen degenerativen, mit Hypophysen- und Schilddrüsenerkrankungen zusammenhängenden Prozessen, die wir bei Hohlfuß nicht beobachtet haben. Für gelegentliche Fälle ist

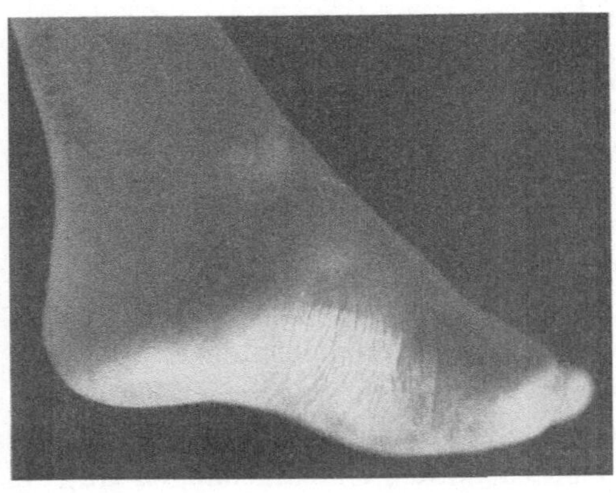

Abb. 16 b. Hohlfuß bei Friedreichscher Ataxie, nach Achillotenotomie.

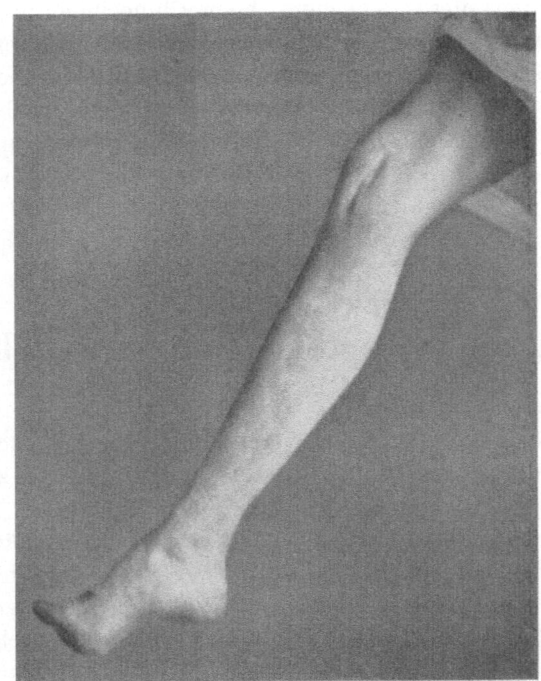

Abb. 16 c. Traumatischer Hohlfuß nach Schußverletzung des Oberschenkels mit Knieankylose und Schwächung der Fußstrecker.

auch ein funktioneller Hohlfuß zuzugeben (Schultheß), „wenn nach schwerer funktioneller Störung der einen Extremität die gesunde Seite zu einem Zehengang genötigt ist“. Neuerdings macht Rey auf die Möglichkeit der Hohlfußbildung rein auf statischem Wege aufmerksam beim Genu recurvatum, ein Weg, der praktisch dem oben geschilderten Weg über

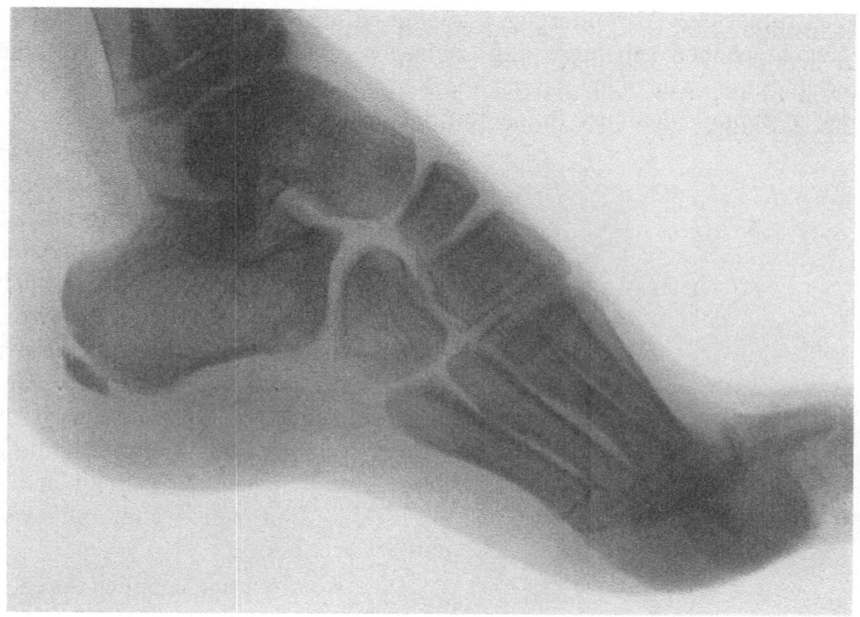

Abb. 17. Schlaffer Hohlfuß. Poliomyelitis. Corpus tali dorsalflektiert, Kopf im Hals plantarwärts abgebogen.

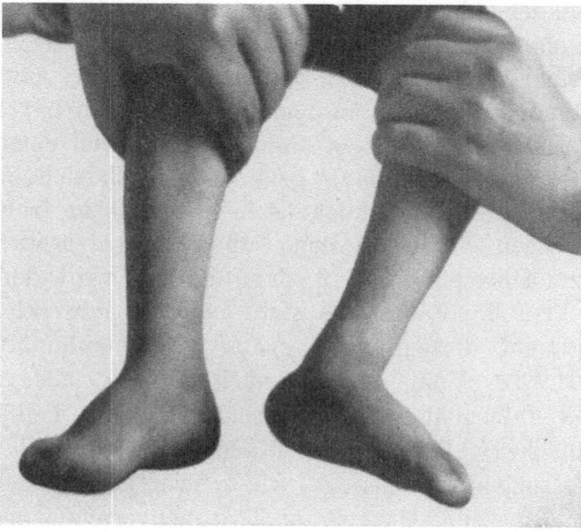

Abb. 18. Kongenitaler Hohlfuß bei linksseitigem Plattfuß. Höhlung durch Fett etwas verdeckt. Einjähriges Kind. Hochgradige Spina bifida occulta.

den Spitzfuß gleichzukommen scheint. Wie alle Deformitäten kommt auch der Hohlfuß kongenital vor, allerdings verhältnismäßig selten. Man hat alle Theorien des angeborenen Klumpfußes auch auf die Hohlfußgenese angewandt (Heusner). Nach meiner klinischen Erfahrung kommt aber hier die exogene Ursache der intrauterinen Belastung weniger in Frage als zentralnervöse Veränderungen (Spina bifida occulta).

Hervorgehoben sei hier, daß zwischen einem kongenitalen Hohlfuß in engerem Sinne, von dem zuletzt die Rede war, und einem kongenitalen in weiterem Sinne, dem bei Spina bifida occulta, zu unterscheiden ist. Der erstere ist gleich bei der Geburt mehr oder weniger erkennbar, wird allerdings häufig nach unserer Erfahrung mit einem Klumpfuß verwechselt; wahrscheinlich deshalb, weil das reichliche Fettpolster der kindlichen Plantapedis (Spitzy) die starke Exkavation verdeckt. Der kongenitale Hohlfuß im weiteren Sinne ist dagegen zunächst latent und wird meist erst in späterer Zeit, wenn sich die Einflüsse des Wachstums geltend machen, manifest. Das soll weiter unten ausgeführt werden.

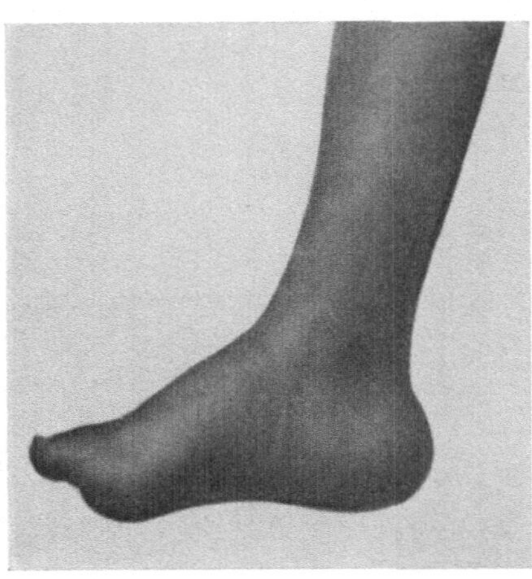

Abb. 18 a. Derselbe Hohlfuß (Abb. 18) seitlich.

Die Kombinationsmöglichkeiten bei partiellen Lähmungen am Fuß sind infolge der mannigfachen Angriffsmöglichkeiten sehr groß; noch größer werden sie durch die Vielfältigkeit der sekundären Folgeerscheinungen (Dehnung, Schrumpfung). „Die Kontraktur einzelner Muskeln, der Grad der Lähmung, die nachträgliche Erholung gewisser Gruppen nach der Entstehung der Deformität, alle diese Momente spielen eine Rolle und drücken ihr im einzelnen Falle ihren bestimmten Stempel auf“ (Schultheß, von der Kinderlähmung). Warum in dem einen Falle von Littlescher Krankheit z. B. einen Hackenfuß, in dem andern ein Hohlfuß entsteht, obwohl in beiden Fällen die Wadenmuskulatur gelähmt ist, läßt sich mit Bestimmtheit nicht sagen (Schultheß). Vielleicht spielen dabei in früher Jugend gemachte therapeutische Versuche, den Fuß platt aufzusetzen, eine Rolle. Dabei entstehe zunächst ein Plattfuß, dann nach Eintritt der Lähmung ein eigenartiger Hackenfuß. Fände das nicht statt, so entwickle sich zunächst ein Spitzfuß und auf diesem Wege später ein Spitzklumpfuß, endlich ein Hohlfuß (Schultheß). Meiner Ansicht nach ist hierfür nur die verschiedene Lokalisation und Intensität in der Dissemination der Teillähmungen verantwortlich zu machen. Wie dem aber auch sei, es erhellt aus den verschiedenen Auffassungen zur Genüge, wie schwer eine Behandlung der Deformität sein muß, wenn Muskel- und Sehnenverpflanzungen allein die Korrektur übernehmen sollen. Schwierig ist schon die richtige Erkennung der ursächlichen Lähmung oder Teillähmung, weil man oft genug eine solche bei der einfachen klinischen Untersuchung nicht erkennen kann; erst recht schwierig, weil die sekundären Folgen einer Verpflanzung auf bereits erkrankte und auf noch sekundär unveränderte Muskeln kaum oder gar nicht zu übersehen sind. Als dritter Grund kommt noch hinzu, daß bei einigermaßen ausgesprochener Deformierung infolge des ossalen Widerstandes kein Erfolg mehr, mindestens nicht auf die Dauer zu erwarten ist.

Im Mittelpunkt des klinischen Interesses ist die gerade dem Hohlfuß eigentümliche Eigenschaft der Progredienz. Die Tatsache ist unumstritten, ihre Erklärung auf verschiedene Weise möglich. Weil die Therapie darauf Rücksicht zu nehmen hat, ist eine kurze Darlegung des über den Gegenstand Bekannten nötig.

Eine Fußdeformität kann progredient sein, das heißt, sich verschlimmern, ausgesprochener werden, wachsen: 1. parallel mit dem allgemeinen Wachstum des Körpers, also bei jugendlichen Individuen; 2. durch den Einfluß sekundärer Veränderungen vor allem im Muskelapparat, aber auch an Bändern und Skelett, die als Folgen des eigentlichen Primum movens, der Lähmung, falschen Belastung, Entzündung, auch nach deren Abklingen, Aufhören oder Zurückgehen noch weiter wirken im Sinne einer Verschlimmerung und Festigung der Deformität; 3. unter der Einwirkung nervöser Störungen, die nicht zurückgehen, also fortwährend weiter wirken (Beispiel: letztes Stadium der Kinderlähmung); 4. endlich dann, wenn die nervöse Störung selbst nicht konstant bleibt, sondern in ihrer Intensität verstärkt wird. Letzteres ist nach den heute geltenden Anschauungen der Fall bei der Spina bifida occulta.

2. Hohlfuß und Spina bifida occulta.

Da die über das Verhältnis von Spina bifida occulta und progredienter Fußdeformität herrschenden Ansichten in manchen Punkten noch der Klärung und des weiteren Ausbaues bedürfen, besonders auch ihre klinische Anwendung noch wenig konsequent durchgeführt wird, soll hier an Hand des reichen Materials der Kölner orthopädischen Klinik eine prägnante Darstellung der klinischen Bedeutung der Spina bifida occulta für den Hohlfuß gegeben werden.

Der Hohlfuß bei Spina bifida occulta ist identisch mit dem im weiteren Sinne kongenitalen oder früher (E. Müller) sogenannten idiopathischen Hohlfuß, den es nach Kölliker nicht gibt, oder mit der progredienten Deformität des Wachstumalters" (Roeren). E. Müller wollte mit seiner Bezeichnung den Hohlfuß treffen, „der sich ohne uns bekannte Ursache entwickelt hat". Später wurde Hohlfuß dieser mit der Myelodysplasie (Fuchs), deren höchster Grad die Spina bifida occulta sein soll, in ätiologische Beziehung gebracht. (Cramer, Duncker, Roeren, Bibergeil, Beck.)

Im Zusammenhang dargestellt wurden alle diese Fragen vor einiger Zeit von O. Beck, auf den ich mich deshalb beziehen kann.

Beobachtet wurden in der Kölner Klinik seit 1910 200 Fälle von Hohlfüßen. In 85% dieser Fälle fanden sich im Röntgenbild Anomalien der Regio sacro-lumbalis; fühlbare Eindellungen in der Gegend des Bogendefektes oder Unregelmäßigkeiten in der Stellung der Dornfortsätze in 80% der Fälle; Enuresis nocturna wenigstens anamnestisch bei etwa 30%; eine Foveola coccygea (Steißbeingrübchen) bei 10%; eine Hypertrichose in der Kreuzbeingegend, auf die sonst großer Wert gelegt wurde, äußerst selten. Außer diesen Lokalsymptomen der Myelodysplasie wurden regelmäßig, allerdings in wechselnder Intensität gewisse Fernsymptome beobachtet: schlaffe und spastische Paresen im Bereiche der Fuß- und Unterschenkelmuskulatur, meist auf sehr kleine Bezirke verteilt, so daß der Nachweis häufig unmöglich ist. Kreislaufstörungen am Fuß und Unterschenkel, die sich in Kälte und livider Verfärbung der Haut äußern können; sie sind meist auf das untere Drittel begrenzt. Muskelatrophien, die aber im Gegensatz zu denen bei poliomyelitischer Lähmung über geringe Grade nicht hinauszugehen pflegen. Dasselbe gilt von den Störungen im Längenwachstum der erkrankten Extremität, so daß meist nur eine ganz geringe Verkürzung resultiert. Störungen des Hautgefühls, meist in Form einer geringgradigen Hypästhesie im Gebiete der Kreislaufstörung an der Außenseite des Unterschenkels; die in der Literatur als häufig beschriebene Form der Reithosenanästhesie (Roeren, Beck), habe ich nur sehr selten gesehen. Verhältnismäßig oft finden sich dagegen Störungen im Ablauf der Reflexe an der unteren Extremität; fast durchweg sind sie besonders lebhaft. (Patellar- und Achillessehnenreflexe); viel seltener sind sie herabgesetzt oder fehlen ganz; recht häufig ist der Babinskische Reflex auslösbar; seltener wird das Fehlen des Analreflexes beobachtet; das von Duncker und Roeren beschriebene Fehlen der Bauchdeckenreflexe habe ich nicht gesehen. Die Störungen erstreckten sich in 3 Fällen außer auf den Schließapparat der Blase auch auf den des Rectums, traten hier jedoch nur temporär hervor.

Aus den genannten Fernsymptomen ist es in vielen Fällen möglich, die Diagnose Spina bifida occulta zu stellen. Ein wichtiges Hilfsmittel zur Diagnose ist die Anamnese. Und für dieses Krankheitsbild ist charakteristisch das langsame Hervortreten der Deformität in den Zeiten rascheren Wachstums, der Steckung, also nach dem 3., 7., 11. und 18. Lebensjahr. Daß eine Deformität aus verschiedenen Gründen progredient sein kann, wurde oben gezeigt. So hielten auch frühere Untersucher die Progredienz des Hohlfußes für selbstverständlich (Schultheß), denn nach einer poliomyelitischen Lähmung entstehe der Hohlfuß auch nicht sofort. Obwohl er ebenso wie De Quervain und Iselin eine kongenitale Entwicklungsstörung des Nervensystems als Ursache der Deformität annahm, fand er in der Entwicklung und Weiterbildung der Deformität hier wie da keinen Unterschied. Daß ein solcher besteht, wurde erst später klar. Charakteristisch für den Hohlfuß bei Spina bifida occulta ist 1. die langsame Ausbildung — besser: Weiterbildung, da die Grundlagen der Deformität ja schon in utero gelegt sind —, in den Zeiten gesteigerten Körperwachstums ohne vorherige Erkrankungen; 2. die auffällige Verschlimmerung, die schon länger bestehende Hohlfüße in jenen Wachstumsperioden erfahren können; 3. die äußerst starke Neigung, die diese Hohlfüße nach einer gewissen Korrektur durch Redression oder Sehnenplastik zum Rezidiv zeigen. Gerade diese letzte Tatsache ist sehr deutlich und wird von allen klinischen Beobachtern bestätigt, (vgl. Beck). Sie zeigt sich bei keiner anderen Deformität so ausgesprochen wie beim Hohlfuß; außerdem nur noch beim sogenannten rebellischen Klumpfuß, bei dem eben auch meist ein Wirbelspalt im Röntgenbild festzustellen ist (Beck, Peltessohn).

Wie ist nun der Zusammenhang zwischen Spina bifida und Fußdeformität zu denken? Bibergeil kam anscheinend nicht zu klaren Anschauungen, denn er spricht von „irgendwelchen postfötal in Erscheinung tretenden

Veränderungen", die er in Verbindung mit der Myelodysplasie für die Entstehung des Hohlfußes verantwortlich macht. Beck ist der Ansicht, daß mit dem allgemeinen Körperwachstum auch die das Rückenmark schädigende Geschwulst oder Fesselung wachse und stärkere Wirkung ausübten. Die Degenerationen nähmen zu und ebenfalls mit dem Gebrauch der Glieder die Retraktion und Schrumpfung der Weichteile am Fuß. Für einzelne Fälle erkennt er mit Katzenstein einen Einfluß der Differenz im Wachstum der äußeren Körperoberfläche und des Rückenmarks im Sinne einer Zugwirkung auf das Mark an. Da aber nicht in allen Fällen gemäß operativen und pathologisch-anatomischen Erfahrungen ein Tumor oder eine Fesselung anzunehmen ist, muß für diese Fälle angenommen werden, daß die Labilität des Kräftegleichgewichts in den Perioden vermehrten Körperwachstums, also in Zeiten erhöhter Beanspruchung der Organe, den Boden darbietet, auf dem die Insuffizienz eines kongenital dysplastischen Rückenmarks als Störung der Koordination und der zweckmäßigen Ordnung und Kraftentwicklung der Muskulatur in Erscheinung treten kann (Beck). Diese Ansicht ist, so weit wie überhaupt möglich, pathologisch-anatomisch gut fundiert. Mehr hypothetischer Art ist die Auffassung Roerens. An Stelle des allgemeineren Begriffs der Insuffizienz des Marks operiert er mit dem Begriff der „herabgesetzten Toleranz", die das dysplastische Rückenmark auf zentripetal zuströmende Reize teils über-, teils unternormal reagieren und so Störungen der Koordination und der Spannungsverhältnisse in der Muskulatur entstehen läßt; außerdem nimmt er glatte Ausfallserscheinungen im motorischen, weniger im sensiblen Gebiet an. Daß es dabei fast stets zur Ausbildung eines Hohlfußes kommt, wird mit den eigenartigen gelenk- und muskelmechanischen Verhältnissen am Fuß erklärt, die zur Folge haben, daß eine leichte Equinovarusstellung die physiologische Ruhehaltung des Fußes darstellt. Dazu kommt noch, daß schon die topographische Lagerung der Zellsäulen der Ursprungszonen für die motorischen Nervenfasern in den Vorderhörnern vielleicht ein Moment enthält, wodurch die Bildung eines Hohlfußes begünstigt wird. Nach Bing, mehr noch nach Villiger, reichen die Ursprungszonen für Tibialis posterior, Zehenbeuger und Triceps, also der gewölbevermehrenden Muskeln tiefer herab und beginnen weniger hoch als die Zellsäulen für den Tibialis anterior und die Extensoren. „Das Symptom der Herabsetzung der Toleranzgrenze wird also bei diesen im allgemeinen ein geringeres Gebiet beherrschen. . . ." Die anfangs nur geringgradigen partiellen Spasmen nehmen unter den wachsenden funktionellen Reizen allmählich zu, die Deformität ist auf dem Marsche.

Es sei jedoch betont, daß bei dem oben dargestellten labilen und vieldeutbaren Charakter der Wirkung der einzelnen Muskeln dieser letzten Ausführung nur die Bedeutung einer, wenn auch geistreichen, Hypothese zukommt.

Ähnlich wie Roeren sprach vor ihm schon Duncker von Störungen von dem Umsatz der nervösen Impulse in normale kinetische Energie, die durch die Myelodysplasie bedingt wären.

Es ist also festzustellen, daß eine restlose Aufklärung des Zusammenhangs zwischen Spina bifida und Fußdeformität noch fehlt. Sie muß auch fehlen, solange es noch an anatomisch-pathologischen Unterlagen mangelt wie bisher. Trotz der klassischen Untersuchungen Recklinghausens und der Arbeiten von Ribbert, Brunner, Muskatello-Bohnstedt, Frankl-Hochwart, Henneberg, Marchand, Borst, die sich auf pathologisch-anatomische Befunde stützen, und mancher gelegentlich von Operationen erhobenen Befunde, von denen die Cramers wohl am zahlreichsten sind, fehlt eigentlich bis heute noch die sichere histologische Unterlage für den klinisch geläufigen Begriff der Myelodysplasie. Bekannt sind im wesentlichen die Veränderungen der nervösen Substanz selbst und ihrer Umgebung beim Vorhandensein einer deutlich ausgesprochenen Wirbelspaltbildung und einer Mischgeschwulst (Myofibrolipom). Es wird unterschieden zwischen primärer Beteiligung der nervösen Substanz in Form von Aplasie oder Dysplasie, Sklerosierung, Verlagerung und sekundärer Veränderung durch den Druck des Tumors. Außerdem sind Defekte, Höhlenbildung und Hydromyelie beschrieben worden (Henneberg). Endlich weist das Mark häufig abnorme Längenverhältnisse auf, meist im Sinne einer Verlängerung als Folge der Fesselung durch den Tumorstrang, seltener eine bisher nicht erklärbare Verkürzung (Cramer).

Mit diesen Befunden war für den Fuchsschen Begriff der Myelodysplasie noch keine sichere Unterlage gewonnen. Daher entstand das Bedürfnis nach theoretischen Konstruktionen, wie sie Beck, Duncker und Roeren gaben. Auch die neuesten anatomischen Untersuchungen genügen noch nicht. Am nächsten kommt der Theorie immer noch entgegen das Ergebnis der Untersuchungen Frankl-Hochwarts am Rückenmark enuretischer Kinder. Er fand eine Aplasie aller Teile des Marks, also einen Befund, der uncharakteristisch genug und zahlreiche Angriffspunkte für eine auch gemäßigte Kritik bot. In jüngster Zeit denkt man sich die anatomischen Grundlagen der Myelodysplasie ähnlich denen der Syringomyelie (Henneberg), manche Autoren glauben sogar nur graduelle Verschiedenheiten zwischen beiden Affektionen feststellen zu können (Woltman, Mutuel). In der Vermutung, daß es vielleicht gelingen könnte, bei Föten mit Fußdeformitäten pathologische Befunde am Mark oder auch am peripheren Nerven zu erheben, habe ich eine Serie von Föten untersucht. Das Resultat war unbefriedigend. Zwar fanden sich bei einem Anomalien am Zentralkanal, bei einem andern eine Verkürzung des Marks; bei der Mehrzahl aber konnte ein eindeutiger pathologischer Befund nicht erhoben werden. Dazu muß allerdings bemerkt werden, daß das entsprechende Material vielleicht nicht vorgelegen hat; denn man wird derartige Veränderungen ja nur erwarten bei Föten, die im späteren Dasein auffallende Neigung zum Rezidiv, trophische Störungen oder Reflexstörungen gezeigt haben würden, etwas, was dem Föt natürlich nicht anzusehen ist. Die technischen und theoretischen Schwierigkeiten solcher Untersuchungen sind überdies außerordentlich groß. Am peripheren Nerven konnte übrigens nichts von der Norm Abweichendes festgestellt werden. Von Bland-Sutton, Klebs, sind degenerative Veränderungen an den Unterschenkelnerven in einem Falle von Spina bifida und Klumpfuß gefunden worden.

Bis zur Auffindung einer anatomischen Unterlage der Myelodysplasie hat also die Theorie freien Spielraum. Möglich ist, daß auch später auf histologischem Wege keine Fortschritte hier möglich sind, dann nämlich, wenn Änderungen funktioneller Art, die sich vielleicht im Stoffwechsel und den Zirkulationsverhältnissen der nervösen Substanz bemerkbar machen, den Erscheinungen an der Extremität zugrunde liegen. Die Tatsache der Verknüpfung zentraler und peripherer Veränderungen im kausalen Sinne erleidet aber nicht den geringsten Zweifel, wofür bei der Besprechung therapeutischer Ergebnisse neue Belege vorgebracht werden sollen.

Ob allerdings in allen Fällen ein Kausalnexus besteht, ist eine andere Frage. Es ist ja bekannt, daß die Spina bifida occulta ein sehr häufiger belangloser Nebenbefund ist, über dessen Bedeutung und selbst über dessen Benennung noch heftige Kontroversen geführt werden (Beck, v. Fink, Hintze). Solche Individuen können außerdem ja noch an Poliomyelitis usw. erkranken, so daß hier an einen Zusammenhang nicht zu denken ist. Es wird schwer sein, trotzdem, in solchen Fällen den Befund klinisch richtig zu werten. In einem Falle sehen wir, wie ein mit Sehnenverpflanzung behandelter Klumpfuß nach spinaler Kinderlähmung sich einige Jahre später — die Patientin war 18 Jahre alt —, in einen Hohlfuß umwandelte, und zwar ganz akut, und, um es nochmals hervorzuheben, lange nach der Operation. Die sofort angestellte radiologische Untersuchung der Lendenwirbelsäule ergab eine Spina bifida occulta. Ein besonderer neurologischer Befund ließ sich nicht erheben. Leider konnte die Laminektomie nicht gemacht werden, weil die Patientin nicht einverstanden war. Der Hohlfuß wurde durch eine Keilexzision beseitigt.

Solange genaue anatomische Kenntnisse fehlen, muß die klinische Erfahrung als Ersatz dienen. In therapeutischer Beziehung kann dieser Ersatz zwar nicht vollgültig sein. Vielleicht würden sich ganz andere Angriffsmöglichkeiten bieten, wenn mehr anatomische Einzeldaten bekannt wären. Es heißt also, an Hand der Erfahrung geschickt abwägen; besonders folgende Punkte sind zu bedenken: 1. Welche radiologisch sichtbare Veränderung der Wirbelsäule ist als pathologisch anzusprechen, oder unter welchen Umständen? 2. Wann ist operatives Angreifen der Wirbelsäule angezeigt? 3. Ist die Laminektomie auch bei Erwachsenen noch angezeigt? 4. Genügt die Laminektomie in gewissen Fällen allein schon zur Heilung des Hohlfußes? Nachdem längere Jahre klinische Erfahrungen an großem Material gemacht worden sind, mag eine Erörterung dieser Punkte am Platze sein.

Will man das Röntgenbild allein als Richtschnur nehmen, wie das vielfach geschehen ist (Hintze), oder die pathologischen Veränderungen des Knochens allein (v. Fink), so kommt man mit der klinischen Erfahrung in Widerspruch. Dies mag viele Abweichungen in den Ansichten der einzelnen Untersucher erklären. Anatomische Varianten, die an sich bedeutungslos sind, festzustellen, ist für den Kliniker, wenigstens was die Therapie angeht, ohne praktischen Wert. Bei einer Beurteilung dessen, was von Anomalien im Röntgenbild als pathologisch zu werten ist, muß vor allem das gesamte Bild der übrigen klinischen Erscheinungen mit in Betracht gezogen werden. Besonders gilt das von den Fernsymptomen am Fuß; sie sind eigentlich ausschlaggebend für das Maß von Bedeutung, das man dem Wirbelspalt zusprechen muß. Es ist ja auch an und für sich gleichgültig, wenn man einen Bogendefekt im Kreuzbein theoretisch als Hemmungsmißbildung ansieht, so lange, als eine schädigende Weiterwirkung des Defektes aus dem klinischen Verhalten nicht geschlossen werden kann. Ein Eingreifen ist dann sicherlich nicht erforderlich. Anders, wenn in einem zweiten Falle der gleiche Defekt mit einer Fußdeformität unter bestimmten neurologischen Symptomen verbunden ist. Dann ist der Kausalzusammenhang gegeben und unter Umständen eine kausale Therapie möglich.

Aus diesem Grunde sind alle noch so gründlichen literarischen Auseinandersetzungen über dieses Thema für uns zunächst unwesentlich, denn letzten Endes entscheidet der klinische Symptomenkomplex. Ungefähr dasselbe sagen schließlich alle, die sich mit dem Gegenstand befaßten. Hintze, wohl der gründlichste Bearbeiter, verhält sich sehr reserviert, wenn er sagt: „Kleine und besonders symmetrische Spalten oder selbst breitere Lücken, die den ersten Wirbelbogen betreffen, auch leichte Abweichung der Symmetrie durch verschiedene Bogenhöhe muß man wohl ganz allgemein für im Bereich des Normalen liegend halten.“ Kurz darauf aber bestätigt er: „Immerhin kommen meines Erachtens auch myelodysplastische Symptome ohne im Röntgenbild sichtbare Dehiscenz vor (vgl. Oppenheim I, 504).“ Außerdem können Spalten bestehen, ohne daß sie im Röntgenbild in Erscheinung treten, „dann nämlich, wenn von den abweichenden Bögen der eine, gewöhnlich der untere, der dann dornbildend auftritt, sich über die andere Bogenhälfte lagert, so daß man sie bei der sagittalen Aufnahme scheinbar vereinigt erblickt“. Endlich weist er darauf hin, daß eine Beteiligung vom L IV beim Erwachsenen immer pathologisch sei. Auf das pathologische Zeichen der Platyspondylie, die niedrige und breite Form des Gesamtwirbels, hatte schon Putti 1910 hingedeutet. Gräßner betonte 1914 die verhältnismäßige Häufigkeit der Spaltbildung überhaupt. Seit Hintze scheint in Deutschland die Diskussion im wesentlichen geschlossen zu sein, während ausländische, besonders amerikanische Autoren, sich des Gegenstandes noch annehmen, ohne daß allerdings neue Gesichtspunkte dabei zur Geltung kommen.

Es kommt also praktisch in der Tat, und das ist das Wichtige, auf den von uns eingenommenen Standpunkt heraus, daß in vielen Fällen das Radiogramm allein nichts besagt und daß die klinischen Symptome im Vordergrund stehen und den Ausschlag geben.

Die Frage, welche radiologisch festgestellten Veränderungen als pathologisch anzusprechen sind, ist also nur mit Hilfe des klinischen Adspektes zu beantworten. Da dieser wechselt, kann die Antwort keine einheitliche sein. In dem einen Falle genügt unseres Erachtens schon eine unscharfe Konturierung des Dornfortsatzes etwa des 5. Lendenwirbels oder des ersten Kreuzbeinwirbels, eine bejahende Antwort zu erzwingen, dann nämlich, wenn Progredienz oder Rezidivneigung, Art der Atrophie, trophische Störungen der Haut, nervöse Störungen an der Extremität oder an Unterleibsorganen (Enuresis nocturna) für die Annahme eines kausalen Zusammenhanges sprechen. Ist dieser einmal als gegeben anerkannt, dann sind auch die Richtlinien einer kausalen Therapie unveränderlich festgelegt. Umgekehrt kann auch ein deutlicher Spalt in den Wirbeln der Regio sacrolumbalis vorhanden sein, ohne daß ein gleichzeitig bestehender Hohlfuß von ihm abhängig zu sein braucht: etwa bei völliger schlaffer Lähmung der Unterschenkelmuskulatur, wenn auch die übrigen Symptome für Poliomyelitis sprechen oder wenn überhaupt Zeichen einer anderen nervösen Erkrankung vorliegen (z. B. einer spastischen Hemiplegie). In Verfolg dieser Gedankengänge bin ich in der Therapie sogar so weit gegangen, unter Umständen auch in solchen Fällen die Laminektomie zu machen, wo die Fachröntgenologen keinen abnormen Befund an der Wirbelsäule erhoben, und wo nur eine verwaschene Zeichnung eines Dornfortsatzes die Stelle des Defektes markierte. Zum besseren Verständnis ist nur an den schon von v. Recklinghausen betonten Vorgang der Selbstheilung einer Spina bifida occulta zu erinnern, der in einer späteren Verknöcherung der zunächst bindegewebigen Deckmembran besteht. Diese Möglichkeit könnte für solche Fälle angenommen werden. Vor allem aber ist zu bedenken, daß der Wirbelspalt ja nur als äußeres Symptom der Myelodysplasie anzusehen ist, wenn auch als ihr höchster Grad. Sein Vorhandensein, zumal in voller Prägnanz, ist also nicht conditio sine qua non.

Man sieht, die Frage nach der Indikation des operativen Eingriffs bei der Myelodysplasie ist eng verbunden mit der nach der pathogenen Bedeutung des Symptoms der Spaltbildung im Wirbel.

Zum besseren Verständnis vor allem auch des dritten von uns aufgestellten Punktes ist eine kurze Darstellung der Art, des Verlaufs und der Ergebnisse der Operation der Spina bifida occulta nach unseren klinischen Erfahrungen nötig.

Schon vor 30 Jahren ist man bei ähnlichen Verhältnissen (z. B. Lähmungszuständen der unteren Extremität) mit Erfolg operativ vorgegangen (Jones, Maaß, Katzenstein, Czerny, Reiner, Hildebrand, Bibergeil, Beck, vor allem Cramer und seine Schule). Die Operation bestand und besteht in der Eröffnung des Wirbelkanals an der durch das Röntgenbild bezeichneten Stelle, meist über dem 5. Lendenwirbel und in der völligen Freilegung der Dura unter Entfernung aller Verwachsungen, Einschnürungen, geschwulstartiger Bindegewebs-, Muskel- und Fettmassen, die Druck oder Zugwirkungen entfalten können. Am zweckmäßigsten hat sich uns ein halbkreisförmiger Hautschnitt mit der Basis nach unten (wegen der Infektionsgefahr von der Analspalte her) erwiesen. Eine Knochenplastik zum Verschluß der nach Entfernung der Bögen entstandenen Lücke mit der Tibia entnommenem Material, wie sie anderwärts geübt wird, kann als entbehrlich bezeichnet werden. Eine dichte Naht der Muskulatur, Fascie und Haut genügt völlig. Die Operation wird in Allgemeinnarkose gemacht. Die Dura bleibt uneröffnet. Nach der Operation ist für einige Tage Bauchlage einzuhalten.

Nun die Wirkung der Operation. Häufig genug tritt sie momentan ein. So in einem seiner Zeit publizierten Falle, wo nach Entfernung einer auf das Rückenmark drückenden Muskelmasse die Kreislaufstörungen an der Extremität sofort verschwanden; auch das nächtliche Einnässen hörte mit dem Operationstage auf. In Fällen mit gesteigerten Reflexen sieht man bisweilen eine Herabminderung der Erregbarkeit (Verschwinden des Babinski), bei trophischen Störungen ein Abheilen der Hautveränderungen. Dies alles natürlich nur in solchen Fällen, wo die schädigende Druckwirkung einer Mischgeschwulst entfernt werden konnte. Bestand die Schädigung dagegen in einer Fesselung und Zerrung des Marks durch fibröse Stränge, Verwachsungen von Dura und Wirbelkanal, so tritt die Wirkung der Operation gewöhnlich erst nach Wochen und Monaten in Erscheinung.

Entscheidend für den Erfolg des Eingriffs wird stets die mehr oder weniger starke Beteiligung der myelodysplastischen Komponente sein. Die Beseitigung aller Stränge und Tumormassen kann wohl genügen, die Reizzustände im Mark gegebenenfalls zu beheben, aber Ausfallserscheinungen, die auf primäre oder sekundäre Dysplasien oder Degenerationen des Marks zurückgehen, sind auf diese Weise nicht zu beeinflussen. Von vornherein muß also mit der Möglichkeit gerechnet werden, daß ein Effekt der Operation ausbleibt, und zwar auch in solchen Fällen, wo makroskopisch-klinisch zum Beispiel Tumoren nachzuweisen sind. Umgekehrt sind aber auch Fälle möglich, wo äußerlich geringe Veränderungen an der Wirbelsäule gefunden sind, und dennoch, obwohl man hier eine starke dysplastische Komponente erwarten sollte, der Effekt des Eingriffs ein sehr guter ist. Es ist also in keinem Falle von vornherein der Grad der bestehenden Myelodysplasie abzuschätzen, ein Umstand, der notwendigerweise die Indikationsstellung unsicher machen, mindestens aber das Risiko mitführen muß, möglichenfalls umsonst zu operieren.

Die Frage nach der zeitlichen Indikation ist jetzt eher zu beantworten. Aus dem über die möglichen Zug- und Druckwirkungen Gesagten geht hervor, daß dieselben Wirkungen sowohl bei Adolescenten wie bei erwachsenen Individuen in Erscheinung treten können. Konsequenterweise ist also die Indikation zur Operation auch auf solche Erwachsene auszudehnen, wo örtlicher Befund und Fernsymptome (trophische Störung, Rezidivneigung) an das Bestehen solcher Verhältnisse denken lassen. Wie richtig das ist, beweist augenfällig folgender Fall:

25jährige Erwachsene mit in der Pubertät zuerst in Erscheinung getretenen typischen Klauenhohlfüßen. Füße und Unterschenkel an der Außenseite livide verfärbt, fühlen sich kühl an. Sehnenreflexe an den Beinen gesteigert, Hypästhesie der Haut am Unterschenkel. Analreflex fehlt. Keine Blasenmastdarmstörungen, auch früher nicht. Beseitigung der Hohlfüße durch Querdurchmeißelung in Höhe des Mediotarsalgelenks. Zunächst gutes Resultat. Nach 1½ Jahren Wiederaufnahme. Rezidiv wird durch Tarsektomie und Sehnenplastik beseitigt. Trotzdem nach einem Jahr neues Rezidiv. Röntgenaufnahme ergibt ganz geringe Spaltbildung in S I. Laminektomie. Epidurales Fibrolipom mit versprengten rudimentären Ganglienzellen. Nochmalige blutige Fußkorrektur. Nach der Operation normale Hauttemperatur an den Unterschenkeln. Die Lebhaftigkeit der Reflexe ist stark herabgesetzt. Ein Rezidiv ist bis heute, 2 Jahre p. o. nicht mehr aufgetreten. Äußerlich war über der Wirbelsäule nichts Besonderes bemerkbar.

Wir treten also für eine Erweiterung der Indikationsstellung ein. Einmal richten wir uns nach der Progredienz; dann aber operieren wir auch bei hartnäckiger Rezidivneigung und fortbestehenden Störungen der Trophik und der Lokomotion. Das Lebensalter spielt also nicht mehr die ausschlaggebende Rolle. Cramer operierte früher in den Fällen, wo eine Zunahme der Kontrakturen die Progredienz erwies. Wir sind mit Hesse der Ansicht, daß die Behandlung möglichst früh einzusetzen hat, sowie sich die Erscheinungen bemerkbar machen. Je später dies der Fall ist, um so besser die Prognose, weil dann die sekundären Veränderungen des Marks keinen so hohen Grad erreichen können. Nach Broca besteht wenig Aussicht auf

Heilung in den Fällen, wo sich die Störungen bis auf die früheste Zeit nach der Geburt zurückführen lassen. Doch auch hier halten wir mit Beck die Operation für berechtigt, sofern nur eine deutliche und schwere Zunahme der Schädigung zu erkennen ist. Demgegenüber richteten sich frühere Autoren, wie Sever und Jones, nur nach dem Grad der Komplikationen.

Die vierte und letzte unserer Fragen erledigt sich jetzt leicht. Nach dem Gesagten ist es ohne weiteres verständlich, daß in beginnenden Fällen von Hohlfuß allein die Beseitigung der schädigenden Noxe im Rücken unter günstigen Verhältnissen wieder normale Spannungsverhältnisse in der Fußmuskulatur herbeiführen kann, so daß es nicht nur zum Stillstand, sondern auch zur Rückbildung der Deformität kommen kann. Voraussetzung ist, daß die Deformität noch rein muskulär und nicht schon ligamentär oder gar ossär ist, also im allerersten Beginn steht; ferner darf die dysplastische Komponente nicht vorherrschend sein; endlich muß es sich um jugendliche Individuen handeln.

Da zusammenfassende Berichte über die Operationsergebnisse bei Spina bifida occulta an größerem Material fehlen, seien hier unsere Ergebnisse in aller Kürze angeführt.

Von den bis Ende 1923 operierten 70 Fällen wiesen etwa 45 (über 60 %) einen positiven Operationsbefund auf, d. h. es wurden abnorme Verhältnisse der oben beschriebenen Art im epiduralen Raum angetroffen. In etwa der Hälfte dieser 60 % war auch ein positiver Operationserfolg zu buchen. Spastische Zustände ließen nach, die vorher kalten und lividen Füße wurden, oft unmittelbar nach der Operation warm und nahmen normales Aussehen an. Rezidive blieben entweder aus oder blieben auf leichtere Grade beschränkt. Begleiterscheinungen, wie Enuresis nocturna verschwanden allmählich, in einem Falle schlagartig mit der Operation.

In der anderen Hälfte der Fälle dagegen und erst recht in den restlichen 40 % mit negativem Operationsbefund (ausschließlich reine Myelodysplasie) war auch der Operationserfolg ausschließlich negativ. In diesen Fällen ist also ein Eingriff, der nicht zu den kleinen und ungefährlichen gehört, zwecklos ausgeführt worden. Der Stand unserer anatomischen und diagnostischen Kenntnisse und Hilfsmittel ermöglicht es leider bis heute noch nicht, dieses Risiko zu vermeiden. Die Frage, ob trotzdem die erweiterte Indikationsstellung beizubehalten ist, wird sich demnach je nach den individuellen Verhältnissen beim Patienten, aber auch beim Arzte, für jeden Fall besonders entscheiden lassen müssen. Fragen der Asepsis und der Technik werden hier eine ausschlaggebende Rolle spielen.

Die Tatsache, daß es sich hier um im Detail noch vielfach nicht genügend bekannte Verhältnisse handelt, und daß ein so ausgiebiges Material anderorts wohl kaum zur Verfügung stehen wird, ließ es berechtigt erscheinen, das Kapitel vom „idiopathischen" Hohlfuß bei Spina bifida occulta ausführlicher zu behandeln.

Gewöhnlich steht aber beim Hohlfuß wie bei allen anderen neurogenen Deformitäten die lokale symptomatische Behandlung im Vordergrund. In der Einleitung zu dieser Arbeit wurde schon auf die große Verwirrung hingewiesen, die sich heute in der Therapie aller Deformitäten des Fußes bemerkbar macht. Nirgends wird dies deutlicher als beim Hohlfuß. Erst in letzter Zeit beginnt man den modernen, gelenkmechanischen Anschauungen auch in der Therapie Rechnung zu tragen.

Zum Teil liegt das, wenn man von prinzipiellen Behandlungsunterschieden, wie dem zwischen blutiger und unblutiger Behandlung absehen will, an einer gewissen Nichtachtung des lokalen klinischen Symptomenbildes.

3. Symptome, Diagnose.

Die bloße Betrachtung eines Hohlfußes zeigt sofort die wichtigsten objektiven Erscheinungen. Die starke Aushöhlung der Fußsohle betrifft naturgemäß durchweg am meisten die Innenseite. Auf dem Fußrücken sind die Fußknochen an der Stelle der plantaren Abbiegung mehr oder weniger stark vorgebuckelt, bisweilen ist bei schlaffen Hohlfüßen die Stelle markiert durch vom Gelenk ausgehende Verdickungen. Die Plantarfascie ist unter der Haut als straffgespannter Strang fühlbar. Die Haut unter der Köpfchenreihe ist besonders unter dem Großzehenballen stark beschwielt. Clavi verunzieren die Dorsalseite der flektierten Zehenmittelgelenke. Die Ballen der Zehen berühren häufig infolge der Dorsalflexion im Grundgelenk den Boden nicht. Der Vorfuß ist verbreitert, die Längsachse des Fußes verkürzt. Die Adduction des Vorfußes kann so ausgesprochen sein, daß sie sich durch eine vertikal stehende Hautfalte in Höhe des Chopart markiert. Der erste Fußstrahl geht steil nach unten, der äußere weit weniger steil. Immerhin berührt in stark ausgeprägten Fällen die Tuberositas Metatars. V den Boden nicht. Vorfuß und Rückfuß sind um eine horizontale Längsachse gegeneinander verdreht, der Vorfuß proniert, der Rückfuß supiniert. Dem entspricht ein geringes Abweichen der Konturen der Achillessehne nach innen. Viel ausgesprochener aber ist die Rückwärts-Außendrehung des äußeren Knöchels, die dem Fuß bei Sicht von hinten ein plumpes Aussehen verleiht. Objektive Maße für diese Veränderungen ließen sich gewinnen, wenn man einen dem Pronationswinkel Hübschers beim Plattfuß entsprechenden Supinationswinkel konstruieren würde, oder nach Perthes die Außendrehung der Malleolengabel als Maß nähme, indem man den Winkel mißt, den die auf die Unterstützungsfläche projizierte Malleolenachse mit der Achse des Lisfranc bildet. Endlich könnte man ein objektives Maß für die Torsion gewinnen, indem man den Winkel mißt, den eine quer durch den Calcaneus gelegte Gerade mit der Verbindungslinie des ersten und fünften Mittelfußköpfchens bildet, auf einer frontal gestellten Ebene projiziert (Hohmann). Eine mehr oder weniger ausgeprägte Senkung des Fersenbeinhöckers zeigt auch schon das bloße Auge. Bessere Dienste leistet hier das seitlich aufgenommene Röntgenbild. Über die Stellung des Talus orientiert die Prüfung der Bewegungsbreite; meist ist die Dorsalflexion beschränkt. Die Qualität der Wadenmuskulatur läßt indirekt für mehr oder weniger starke Senkung des Calcaneus Schlüsse zu. Ausgesprochene Lähmungszustände sind beim häufigsten Hohlfuß meist nicht nachzuweisen. Bestehen aber deutliche Paresen in den Adductoren oder Abductoren, so wird der Fuß eine entsprechende Stellungskomponente im Varus- oder Valgussinne aufweisen. — Die Großzehe läßt sich aktiv überstrecken (Lackner).

Auch für den Grad der Wölbung selbst ist von Jeanne ein Index als zahlenmäßiger Ausdruck gefunden worden. Er berechnet den Index aus dem Quotient aus Länge des Fußes durch Höhe (Abstand des Calcaneusprofils vom ersten Mittelfußköpfchen, Abstand der Tuberositat oss. navic. vom Boden).

$$\text{Normaler Index} = \frac{\text{Höhe}}{\text{Länge}} - \frac{4{,}56}{16{,}5} = 0{,}27.$$

Ansteigen des Index über 0,30 ist pathologisch.

Praktische Bedeutung kommt allen bisher genannten objektiven Meßmethoden nicht zu. Solche besitzen allein das Röntgenverfahren und der Fußabdruck.

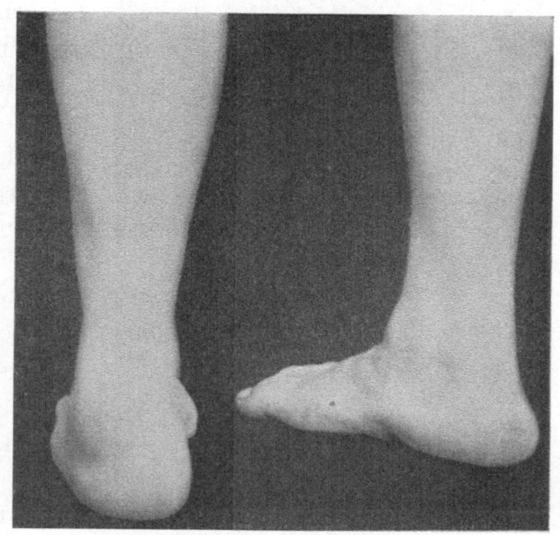

Abb. 19. Hohlfüße, links von hinten, rechts von hinten innen gesehen. Supination der Fußwurzel. Zeigt gleichzeitig den Effekt bloßer Sehnentransplantation: Gewölbe wird leidlich vermindert, Ferse bleibt unkorrigiert. (Beide Füße post operationem.)

Der Fußabdruck, der entweder mit einer der üblichen Methoden nach Volkmann, Bettmann, Freiberg, Timmer, Muskat gewonnen werden oder auf dem Spiegelapparat von Dane und Seitz oder von Engels gut beobachtet werden kann, zeigt die wesentlichen Eigentümlichkeiten der Deformität (siehe Abb. oben). Man sieht zunächst das ausgedehnte Hineinreichen der medialen Sohlennische zur lateralen Seite hin, dann die starke Verkürzung des Fußes in der Längsrichtung, seine Verbreiterung im vorderen Abschnitt, ebenso gegebenenfalls dessen Adduction und die entgegengerichtete Stellung des Calcaneus. Besonderen Wert gewinnt der Abdruck als objektives Kontrollbild therapeutischer Erfolge oder Mißerfolge.

Im Röntgenbild sind fast alle Stellungsänderungen objektiver Betrachtung zugänglich. Die Stellung des Calcaneus in der Sagittalebene wurde schon angeführt, ebenso das Aufsteigen des Kahnbeins am Taluskopf. Gemeinsam mit dem Pes calcaneus zeigt das Radiogramm des Hohlfußes die Keilform des Kahn- und Würfelbeins. Sehr wertvoll wird das Radiogramm dadurch, daß es die Stelle der plantaren Abknickung, die zu kennen therapeutisch von höchstem Wert ist, mit größter Genauigkeit anzeigt. Auch alle sekundären Skelettveränderungen werden so sichtbar. Nur das Verhalten des hinteren Quergewölbes scheint röntgenologisch nicht kontrollierbar zu sein (Cramer).

Über den Einfluß der Belastung auf den Fuß mit vermehrter Wölbung Genaueres zu erfahren, mußte von Interesse sein, zumal da diese Verhältnisse auch beim normalen Fuß noch keineswegs restlos klargestellt zu sein scheinen. Ich habe deshalb mit Hilfe des Städtischen Röntgeninstituts, dessen Leiter, Herrn Prof. Gräßner, ich hierfür sehr zu Dank verpflichtet bin, eine größere Serie von Aufnahmen bei Hohlfüßen im belasteten und unbelasteten Zustande gemacht.

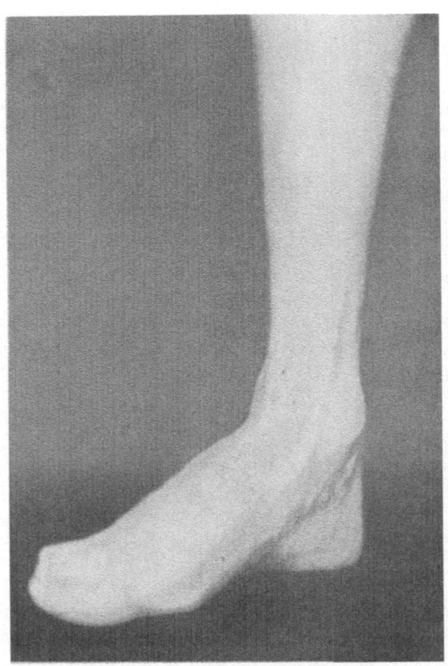

Abb. 20. Fuß zum Sohlenabdruck Abb. 3. Pied creux valgus.

Meist pflegt sich der normale Fuß mit gesunden Muskelverhältnissen im Röntgenbild bei Belastung zu verkürzen (Baisch, Braus). In der Längsrichtung sind hierbei die kurzen Fußsohlenmuskeln und die Zehenbeuger, in der Querrichtung die ineinander verflochtenen Aufhängebänder des Peroneus longus, und der beiden Tibiales tätig. Die Kontraktion dieser Muskeln geschieht reflektorisch als Reaktion auf den Reiz der Belastung. Da viele dieser Muskeln beim Plattfuß insuffizient sein können, fehlt diese Verkürzung der beiden Durchmesser beim ausgesprochenen Plattfuß; im Gegenteil, meist ist eine Verlängerung festzustellen. Diese Ergebnisse von Baisch sind von Peltessohn auch für den Hackenfuß gewonnen worden. Dies kann nicht in Erstaunen setzen, wenn man an die hochgradige Muskelgleichgewichtsstörung, also Muskelinsuffizienz, denkt, die der Pes calcaneus zur Voraussetzung hat. Aus demselben Grunde

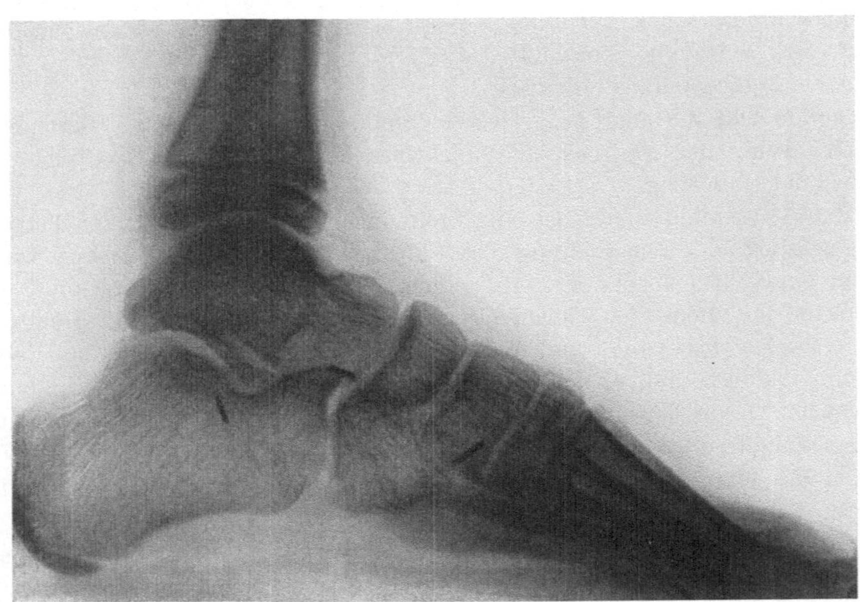

Abb. 21. Adolescentenhohlfuß, belastet, täuscht normalen Fuß vor.

darf man für den Hohlfuß gleiche Ergebnisse erwarten. Dem ist in der Tat so.

Bei allen Arten der untersuchten Hohlfüße zeigte sich bei der Belastung eine Verlängerung des Längsdurchmessers. Im Hinblick auf das mit Sicherheit zu erwartende Resultat konnte die Aufnahmetechnik etwas vereinfacht werden gegenüber der andererorts bei derartigen Untersuchungen übliche (s. a. Engels). Es wurden mit Metallmarken bestimmte Punkte, die an sich gleichgültig sind, markiert, etwa das Tuberculum navicularis und das erste Mittelfußköpfchen, vielleicht auch noch das erste Keilbein. Die erste Aufnahme wurde meist bei lose aufgesetztem Fuß gemacht, indem der belichtete Fuß nur als Spielbein verwandt wurde, die zweite ohne Stellungswechsel beim belasteten Fuß (des nunmehrigen Standbeins). Es zeigte sich sowohl bei jugendlichen wie bei älteren, bei schlaffen wie bei straffen Hohlfüßen, am ausgesprochensten bei den ersteren, besonders wenn es sekundäre Hohlfüße nach Poliomyelitis waren, eine Verschiebung der Marken um 1 bis 2 mm distalwärts, der im Scheitel des Gewölbes angebrachten Marken auch nach unten. Diese Untersuchungen zeigen ja letzten Endes nur, daß die Fähigkeit des Fußes, sich aktiv auf den Reiz der Belastung zu kontrahieren, schon gestört wird, wenn das Muskelgleichgewicht in irgendeiner Weise, von irgendeiner Seite her, labil geworden ist. Obwohl nun bei den Hohlfüßen sicher zum Teil eine sehr gute Plantarmuskulatur vorhanden war, bestand doch eine derartige Störung der Zusammenarbeit, des Synergismus, daß die Reaktion auf die Belastung entweder ausblieb und es nur zu einer passiven Dehnung der Gewölbefeder kam, oder daß sie anders als normal verlief, indem gewölbeabflachende Muskeln zur Kontraktion kamen.

Eine letzte Möglichkeit der Erklärung liegt allerdings nicht allzu fern, leider, wie man sagen muß, nämlich die, daß unsere Ansichten über die Muskelwirkung am Fuß Theorien, sogar schlecht begründete Theorien sind. Denkt man an den Befund Riedels der Entartungsreaktion des Abductor hallucis bei einem Hohlfuß, also eines Muskels, der bislang, kürzlich noch von Debrunner bestätigt, als Hohlfußmuskel bezeichnet wurde, so muß man die Berechtigung dieser Zweifel zugeben.

4. Hohlfuß und begleitende Erkrankungen.

Nicht zu gedenken ist hier der im Kapitel Ätiologie besprochenen Begleiterscheinungen des idiopathischen Hohlfußes, die ebenso wie dieser selbst Symptome der Myelodysplasie sind: die verschiedenen Störungen an der Fuß- und Unterschenkelhaut, Kälte der Haut, Herabsetzung des Hautgefühls, Ulcera trophica; ferner in Einzelfällen höher hinaufreichende, spastische Störungen der Muskelaktion, wie sie von mir einmal beobachtet wurden; endlich eine Enuresis nocturna. Ebenso sind hier zu übergehen etwa vorhandene anders lokalisierte Begleiterscheinungen des betreffenden neurologischen Grundleidens. Dagegen verdienen Erwähnung einige Veränderungen am Hohlfuß selbst, die nicht zum Bilde der Deformität als solcher gehören, aber doch häufig mit ihr verknüpft sind.

Zunächst ist hier der Spreizfuß zu nennen, der Pes transverso-planus, über dessen Vorkommen beim Hohlfuß bereits oben gesprochen wurde.

Die Symptome des Spreizfußes, Schmerzen, besonders unter den Köpfchen, Schwielenbildung, Entzündung, sind bekannt. Er fand sich in etwa 70% unserer Fälle, am deutlichsten bei den poliomyelitischen Fällen.

Daß übrigens auch früheren Autoren die Kombination Hohlfuß-Spreizfuß gut bekannt war, zeigt überraschenderweise eine Arbeit von Gaugele aus dem Jahre 1909. Nur wird hier von einer abnormen Plantarflexion der Metatarsalknochen und von Knickfuß gesprochen. In den beigegebenen Krankengeschichten ist aber von Hohlfußbildung die Rede, die vom Tragen zu kurzer Schuhe herrührt. Ähnliche Angaben enthalten Arbeiten besonders von Hasebrock, von Schanz und von Seitz.

Nicht so häufig ist die Kombination mit einem anderen, sonst nicht seltenen Leiden, mit dem Hallux valgus. Ich selbst sah ihn nur bei dem nahezu noch normalen Fuß mit dem hohen Spann, wie er nicht allzuselten vorkommt. Die eigentliche Zehendeformität des Hohlfußes ist dagegen der Hammer- oder Klauenzeh, der die Deformität im Gesamtbild zum Klauenhohlfuß macht. Er wurde oben bereits erwähnt.

Der Calcaneussporn entsteht beim Hohlfuß sekundär durch fortgesetzte Traumatisierung der Hacke bei dem stampfenden Auftritt, besonders bei Füßen mit mehr oder weniger starker Steilstellung des Calcaneus.

Zu erwähnen ist schließlich noch als Begleiterkrankung des Hohlfußes, die nicht allzuselten ist, die Arthritis im Grundgelenk der Großzehe. Auch hier ist die Entstehung analog der des Calcaneussporns zu denken.

Verlauf und Prognose.

Der Verlauf des Leidens ist je nach der Zeit des Auftretens der Deformität und nach der Art des Grundleidens verschieden. Für den „idiopathischen" Hohlfuß wurde das bereits dargetan. Bis zum Abschluß des Körperwachstums pflegt die Deformität zuzunehmen. Einmal geschieht dies wegen der Zunahme der Contracturen und sekundären Schrumpfungsprozessen in Muskulatur- und Bandapparat mit längerem Bestehen, der stärkeren Transformation der Knochen, dann vor allem auch wegen der wachsenden Verkürzung des Beins infolge der zunehmenden Wachstumsstörung. Diese bedingt dann eine stärkere Equinuskomponente, die ihrerseits wieder auf das Fußgewölbe im Sinne einer Vermehrung einwirkt.

Alle Autoren sind sich einig darin, daß sie dem Moment der gesteigerten Funktion bei relativ gesunkener Leistungsfähigkeit eine große Bedeutung beimessen.

Dasselbe gilt im wesentlichen auch für andere neurogene Hohlfüße. Der kongenitale Hohlfuß im engeren Sinne, soweit eine dauernde Beeinflussung des Nervensystems im Sinne einer Verschlimmerung fehlt, also der Fuß mit dem hohen Rist, dem Coupier (cou-de-pied) der Tänzerinnen (Roeren), braucht dagegen eine Zunahme nicht zu erfahren, meistens bleiben diese Formen stationär, lange Zeit auch, ohne die geringsten Beschwerden zu machen, bis dann, bei Gelegenheit einer starken Zunahme des Körpergewichts, im Schwabenalter, Gravidität oder, bei veränderter statischer Inanspruchnahme, plötzlich die vom Plattfuß sattsam bekannten Beschwerden auftreten.

Bei stärkerer Ausbildung dieses Typs von Hohlfuß, besonders bei dem schlaffen Hohlfuß, der bei der Belastung einen mehr plattfußartigen Charakter gewinnt, pflegen schon früher infolge der arthritischen Prozesse in der Gelenkzone, wo die Abknickung nach unten statthat, meist im Lisfranc Beschwerden aufzutreten (Hohmann).

Die Intensität der Beschwerden braucht nicht notwendig Hand in Hand zu gehen mit der Ausbildung der Deformierung. So erwähnt Beck Fälle, die als Frontsoldaten Feldzugsstrapazen ohne Beschwerden und Nachteile ausgehalten hatten, zu großen Marschleistungen befähigt waren. Besonders auffällig erschien mir das bei alten paralytischen Spitzhohlfüßen mit starker Verkürzung und voll ausgebildetem Spreizfuß, die trotz jahrelangem Bestehen und beruflicher Tätigkeit ohne alle Beschwerden waren. Die Hauptbeschwerden sind durch Schuhdruck bedingt; ferner der unbeholfene Gang, weil das Abwickeln des Fußes durch die Beugeinsuffizienz der Großzehe gebeugt ist; ferner leichtes Umknicken des Fußes (Lackner: „das Kind hat ein schwaches Gelenk, es tritt alle Schuhe schief"). Mit zunehmendem Alter wachsen die Beschwerden, nach Lackner mit gesetzmäßiger Bestimmtheit im 18., 20. und 24. Jahr. Als Grund wird das Nachlassen der Elastizität des Fettgewebes angesehen.

Therapie.

Jede Behandlung hat das Grundleiden nach Möglichkeit mit zu berücksichtigen. Das trifft vor allem den Hohlfuß im Gefolge der Myelodysplasie. Sie ist demnach kausal und symptomatisch.

Für die Behandlung der Fußdeformität selbst kann man eine konservative und eine operative unterscheiden. Letztere arbeitet mit unblutigen und blutigen Methoden, meist mit beiden Arten zusammen. Die blutigen Operationsarten greifen entweder 1. am Bandapparat, 2. an den Sehnen, 3. am Knochen an. Daß unsere operativen Erfahrungen bis heute noch relativ gering sind, durfte Kölliker noch auf dem letzten Kongreß betonen.

Das Feld der konservativen Behandlung sind vor allem die oben charakterisierten schlaffen Hohlfüße, dann die physiologischen Hohlfüße, wenn sie anfangen, infolge Schwielenbildung unter den Zehenballen, Einsinken des Quergewölbes oder arthritischer Erscheinungen am Dorsum pedis Beschwerden zu machen. Sie hat dann in der Verpassung einer Einlage zu bestehen, die geeignet ist, das Fußgewölbe in dem Spannungszustand zu erhalten, in dem es bei diesen Formen im unbelasteten Zustande ist (Hohmann). Diese Einlage kann nach Art einer der bekannten Plattfußarten gearbeitet sein, natürlich individuell. Dabei ist anstatt der Pronationskomponente unter Umständen eine geringe Supination der Fußwurzel zu beachten und zu korrigieren. Ein eingesunkenes Quergewölbe ist durch entsprechendes nach oben konvexes Austreiben der Einlage, wie es Seitz zuerst angegeben hat, zu heben. Oder man bedient sich der von Hohmann und Lehr angegebenen Verbände (vgl. Wollenbergs umfassende Darstellung). Im übrigen kommen je nach Art der Symptome auch die anderen Hilfsmittel einer konservativen Behandlungsmethode (Heißluft, Massage) in Frage. Das Tragen besonderer „orthopädischer“ Maßschuhe ist bei Benutzung einer entsprechenden Einlage nicht unbedingt erforderlich, wenigstens nicht bei leichten Formen. Bei schwereren aber ist die Anfertigung eines Schuhes, der nach den Ausführungen von Weinert im Gegensatz zum Plattfußschuhwerk ein Valgusschuh sein muß, besonders bei jugendlichen Patienten mit noch leicht umformbaren Füßen, sehr von Nutzen. Eigene Erfahrungen hierin stehen mir nicht zu Gebote. Nach Weinert haben übrigens die meisten heute fabrikmäßig hergestellten Schuhe den Charakter des Valgusschuhes, wie er hier gefordert wird. Seine Kennzeichen sind: Längenachse von Sohle und Absatz bilden einen nach außen offenen Winkel (Abduction); die vertikale Achse des Leistens steht im hinteren Teil in Pronation. Das Gegenteil wäre für den Plattfuß zu fordern. Für den Hohlfuß käme je nach Stärke der Varuskomponente eine Erhöhung des Außenteils von Sohle und Absatz in Frage. Außerdem ist auf die Torsion des Vorfußes Rücksicht zu nehmen.

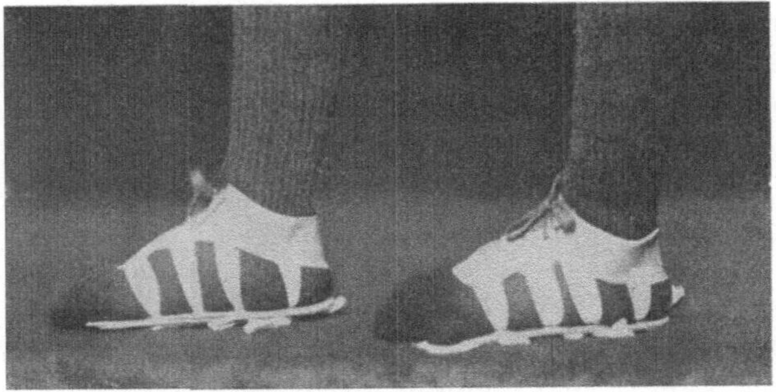

Abb. 22. Flache Sohle mit Spannlasche nach Gocht.

Die Sohlenfläche hat in Supination zu stehen. Mit Nachdruck weist Lackner in seinem eingehenden Bericht über die Hohlfußbehandlung an der Klinik von Gocht darauf hin, daß die leichtesten Hohlfußformen wegen der Unsicherheit des Fußes beim Auftreten zur Valgusstellung neigen, und daß deshalb eine Einlage zur Hebung des Fußinnenrandes nach Art einer Plattfußeinlage fehlerhaft sei. Die Sohle soll flach sein und eine leichte Erhöhung am Innenrand tragen zur Behebung der Knickfußkomponente.

In leichten Fällen verordnet Gocht eine flache Sohle mit Spannlasche (Abb. 22). „Sie besteht aus einer flachen Sohle aus Leichtmetall, eine auf dem Fußrücken aufliegende Lederlasche wird mit den Bändern fest gegen die Sohle gehalten, hinten reicht die Sohle bis zum äußersten Fersenteil, vorn soll sie den Klein- und Großzehenballen des redressierten Fußes noch voll aufnehmen und stützen.“ In schwereren Fällen wird die Sohle auch am Tage getragen. Auf rechtzeitiges Anpassen einer neuen Sohle bei raschem Körperwachstum ist besonderer Wert zu legen.

Die unblutige operative Behandlung besteht im gewaltsamen Redressement. F. Schultze hält jede blutige Behandlung der Deformität für einen schweren Kunstfehler. Er übt statt dessen das Redressement im Osteoklasten der von ihm angegebenen Bauart. In leichten Fällen bei Kindern läßt Gocht zweimal am Tage leichte Redressionsübungen vornehmen mit Massage. Genügt das nicht, so wird nachts noch die „flache Sohle“ getragen. Beely und

Redard haben spezielle Apparate zur Redression angegeben. Ihr Prinzip besteht darin, daß der an Fußwurzel und Vorfuß eingespannte Fuß durch Längszug an diesen beiden Stellen und durch Druck einer Pelotte von oben her gewaltsam abgeflacht wird. Die Apparate sind insofern primitiv und ungenügend, als sie die anderen Komponenten der Deformität zu wenig oder gar nicht berücksichtigen. Ähnlich wirkt der von Vogel und der von Galeazzi angegebene Apparat. Heusner verwandte einen von ihm konstruierten Ringhebel. Gocht und Cramer benutzen den modifizierten Apparat von Lorenz-Stille und von Phelps (Engels). Schultheß verwandte eine Gewichtsbelastung des Dorsums, während der Vorfuß durch eine Bandschlinge unterstützt ist. Auch ihm genügen die bekannten Apparaturen nicht. Der Fuß ist in ihnen auf eine feste Unterlage gepreßt und dadurch an der Verschiebung der Sohle gehindert. Diese Verschieblichkeit müßte aber frei gehalten sein, denn mit der Abflachung des Fußes ist eine Streckung verbunden, die an der Innenseite größer ist als außen. Besser scheint uns der neuerdings von Engels angegebene Redresseur. Schwierig ist die Redression auch wegen des großen Widerstandes der Weichteile. Ihre Resultate werden im allgemeinen übereinstimmend mit unseren eigenen Erfahrungen als ungenügend bezeichnet, und man ist sehr bald dazu übergegangen, blutige Operationen zu Hilfe zu nehmen, besonders auch deswegen, weil Dauerresultate mit dem Redressement allein nicht zu erzielen waren. Ob dies allerdings ausschließlich Folge der mangelhaften Methode oder nicht vielmehr der Nichtberücksichtigung der Kausaltherapie bei den von Natur aus progredienten Formen war, möchte ich dahingestellt sein lassen. Der Zug der erhaltenen Muskeln wird meistens im Sinne der Wiederherstellung der abnormen Gestalt wirken. Es ist also meist nötig, durch Verlagerung der erhaltenen Muskulatur einen Gleichgewichtszustand in der Kräfteverteilung herbeizuführen und so ein durch die Redression erhaltenes Resultat zu fixieren. Dabei wird es sich meistens darum handeln, den gesunkenen Vorfuß zu heben, insbesondere die Steilstellung des Metatarsus und den Tiefstand des Großzehenballens zu beheben. Ferner ist die Stellung des Calcaneus zu berücksichtigen (Abb. 23).

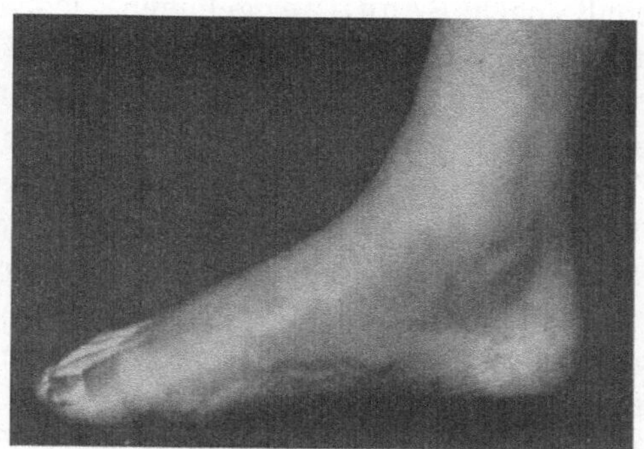

Abb. 23. Leichter Hohlfuß bei Myelodysplasie, mit Fasciomyotomie und Redressement korrigiert, später rezidiviert.

Zu den seit alter Zeit üblichen Osteoklasten verschiedener Systeme ist der von Ferdinand Schultze angegebene hinzugekommen, der die Anwendung riesiger Kräfte gestattet. Auf der andern Seite hat man an der Gochtschen Klinik neuerdings das Prinzip der Summierung kleinster Kräfte mit Hilfe der von Mommsen neu inaugurierten Quengelbehandlung auch beim Hohlfuß zur Anwendung gebracht. Möglich ist diese Methode, wie der Verfasser, Albrecht Meyer, auch selbst angibt, nur bei „weichen kindlichen Hohlfüßen". Dauerresultate scheinen noch nicht vorzuliegen.

Da auch über Dauererfolge, die mit der Schultzeschen Methode erzielt wurden, eingehende Angaben nicht vorliegen, scheint auch heute noch die schon von früheren Bearbeitern stets ausgesprochene Beobachtung zu gelten, daß das Redressement allein zur Behandlung des Hohlfußes nicht genügt, weil mit Sicherheit Rezidive auftreten (Schultheß, zuletzt noch Brandes und Kölliker).

Die Methode von Schultze bedarf noch besonderer Erwähnung, da sie in der Korrektur der Fußdeformitäten heute im Mittelpunkt des Interesses steht. Der Gedanke Schultzes, die bisherigen unbefriedigenden Resultate der unblutig redressierenden Behandlung mit der Insuffizienz der angewandten Zug- und Druckkräfte zu erklären, hat zweifellos etwas Bestechendes. Es muß nach Schultze gelingen, jeden deformen Fuß in einen normalen umzuformen, sofern nur genügend große Kräfte zur Anwendung gebracht werden. Es gilt dies für alle Arten von Deformitäten und für alle Stadien. Bei ligamentären Formen wird das nur möglich sein durch Dehnung, Zerrung, Zerreißung des Bandapparates oder seiner Ansatzstellen. Bei ossalen Formen kann die Umformung nur geschehen durch radikale Umpressung der Knochenteile. Eine Reihe von Bedenken müssen hier aufsteigen, auf die etwas näher eingegangen sei. Da wir selbst nicht über länger dauernde eigene Erfahrungen mit dem Osteoclasten nach Schultze verfügen, auf der anderen Seite aber führende Kliniken sich für die Methode ausgesprochen haben (Korzeborn von der Payrschen Klinik, Biesalski), kann ein abschließendes Werturteil natürlich nicht abgegeben werden, vielmehr sollen nur prinzipielle Bedenken, die gewissermaßen a priori der Methode entgegenstehen, ausgesprochen werden.

Diese Bedenken betreffen einmal die Methode an sich, dann ihre Anwendung auf so eigenartige Deformitäten wie den Hohlfuß.

Zunächst ist doch wohl die Tatsache nicht von der Hand zu weisen, daß der Fuß zu stark traumatisiert wird, daß insbesondere auch Art und Grad und Lokalisation der Verletzungen nicht recht kontrollierbar sind. Mehr oder weniger wird dieser Vorwurf bei jeder Art modellierenden Redressements angebracht sein, im höchsten Maße aber doch bei der Schultzeschen Methode. Bandzerreißungen, trabeculäre Frakturen müssen hier unvermeidbar sein, auch an Stellen, wo sie nach Art der Deformität eigentlich nicht oder nicht in dem Grade stattzufinden brauchten. Besonders wichtig und folgenschwer sind, worauf auch Hohmann hinweist, die Verletzungen des Knorpels an den zahlreichen Gelenkflächen. Deformierende Prozesse, statische Inkongruenz der Gelenkflächen, mehr oder weniger ausgesprochene Versteifung, Contracturen müssen hier die Folge sein. Auf diese Weise wird ein an sich mögliches gutes Ergebnis in bezug auf die Wiederherstellung der normalen Fußform wieder paralysiert.

Rein theoretisch – praktische Erfahrungen stehen uns nicht zu Gebote — ist ferner der Einwand berechtigt, daß das modellierende Redressement an sich, auch wenn es mit so großen Kräften bewerkstelligt wird, doch eine zu rein symptomatische Behandlungsart darstellt, die nur auf Wiederherstellung der Form hinzielt, die Faktoren aber, die die Deformierung bedingten, zu wenig berücksichtigt. Es besteht daher die Möglichkeit, daß die Deformität rezidiviert, weil die Störung im Muskelgleichgewicht, die doch als fortwirkend zu denken ist, nicht mitbeeinflußt wird, Gerade für den neurogenen Hohlfuß ist dieser Einwand berechtigt.

Sehr interessant in bezug auf das zuletzt Gesagte ist eine von Beck auf dem Orthopädenkongreß von 1923 mitgeteilte Beobachtung. Es handelt sich um einen 8 jährigen Jungen, der in seinen ersten Lebensjahren wegen angeborenen Klumpfußes von erster Hand nach der Methode Schultzes behandelt worden war und nun ein Rezidiv zeigte. „Der Hohlfuß war beseitigt, die Fußsohle vollkommen glatt. Der Fuß stand aber noch in Adductionsstellung. Dadurch, daß die Beuger durch das Redressement so übermäßig gedehnt waren, hatte sich die große Zehe in Beugestellung gestellt, so daß der Junge nicht auftreten konnte". Ferner wurden in vier Fällen die Verheerungen beobachtet, die das Redressement anrichtet: „Die Sehnen waren infolge der Blutungen mit den Sehnenscheiden verwachsen, der Tibialis posticus degeneriert und atrophisch".

Es scheint mir aus dieser Beobachtung u. a. auch das hervorzugehen, daß man in Fällen, wo man nach vorhergehendem Redressement später Sehnenplastiken zu machen gedenkt, sehr vorsichtig beim Redressement sein muß, um nicht die Muskeln, deren Kraft man zur Korrektur ausnutzen will, zu schädigen.

Schließlich ist auch die Befürchtung nicht von der Hand zu weisen, daß nach einem so gewaltsamen Redressement erhebliche subjektive Beschwerden zurückbleiben könnten. Man erinnere sich nur unfallchirurgischer Erfahrungen: wie lange bei Fersenbein- und Fußwurzelbrüchen Beschwerden zurückbleiben. Wesentlich verschieden werden die Zustände nach einem Redressement nicht sein.

Mögen auch nicht alle diese Einwände gleichmäßig berechtigt sein, etwas von ihnen trifft überall zu, wenn das Redressement mit so erheblichen Kräften ausgeführt wird wie mit dem Apparat von Schultze. Als Vorzug der Methode steht dem allein gegenüber, daß sie es wirklich zu gestatten scheint, jeden noch so deformen Fuß in normale Form zu bringen, falls, was besonders betont werden muß, der Operateur über die nötige Technik, die gar nicht leicht ist, verfügt. Um welchen Preis möglicherweise, wurde gesagt. Es bleibt, da Dauererfahrungen mit der Methode nicht vorliegen, genau abzuwägen, welche Vorzüge prinzipiell und praktisch die blutig operativen Behandlungsarten gegenüber dem gewaltsamen Redressement aufzuweisen haben.

Zwei Wege stehen zur Verfügung: Operation am Muskel-Sehnenapparat und am Skelett.

Sehnenoperationen sind von jeher schon bei der Redression des Hohlfußes als Hilfsoperationen herangezogen worden. Am häufigsten wohl die offene oder subkutane Durchtrennung der Plantarfascie oder der plantaren Weichteile überhaupt. Die Plantarfascie springt am deutlichsten und oberflächlichsten beim Hohlfuß vor: ihre Durchtrennung mußte die Möglichkeit einer Aufrollung des Gewölbes versprechen. Daß sie nicht immer dieses Versprechen hält, kann man häufig bei Hohlfußoperationen sehen. Es sind dann die tieferliegenden Gebilde der Fußsohle, besonders, wie L. Mayer an einem Hackenfuße nachgewiesen hat, das Ligamentum plantare longum, die die Abflachung des Gewölbes verhindern. Es muß also nicht selten durchtrennt werden, besonders bei Hohlfüßen mit deutlicher Dorsalflexion des Calcaneus. Endlich zeigt sich meist beim Versuch des Redressements, daß die Dorsalflexion behindert ist und die Achillessehne sich anspannt. Hier ist allerdings leicht eine Täuschung möglich, worauf Schultheß aufmerksam gemacht hat. Ein echter Equinismus fehlt sehr oft, wird aber vorgetäuscht durch die plantare Abknickung des Vorfußes und die Sperrung der Dorsalflexion infolge der eigentümlichen Talusstellung. Ergibt die Untersuchung in der Tat eine Verkürzung der Achillessehne, so ist ihre Verlängerung angezeigt. Auf keinen Fall darf nach Korrektur des Vorfußes ein Spannungszustand in der Achillessehne zurückbleiben.

Dies sind die Weichteiloperationen, die früher in Verbindung mit dem Redressement, die Deformität zur Heilung bringen sollten. Daß sie es meist auf die Dauer nicht taten, kann nicht verwundern; im Gegenteil, eine künstliche Verlängerung und Schwächung der Achillessehne wird in den meisten Fällen eine Vermehrung des Gewölbes herbeiführen müssen. Außerdem sind grundlegende Stellungsänderungen der Fußknochen, besonders die Supination des Calcaneus, gar nicht berücksichtigt, und es ist klar, daß einigermaßen erhebliche ossäre Veränderungen diese Behandlungsart sofort unmöglich machen.

Zu diesen primitiven Eingriffen, die durchweg auf klassische Autoren (Hueter, Dieffenbach, Sayre, Albert) zurückgehen, gesellten sich im Zeitalter der Sehnentransplantation andere kompliziertere. Das Vorgehen als Ganzes wurde zweckmäßiger, kausaler.

Wesentliche Fortschritte wurden aber erst erzielt, als die muskulären Kräfte, die zur Deformität führen, durch Schultheß klargelegt wurden.

Im allgemeinen geht das Prinzip der Sehnenverpflanzungen am Hohlfuß dahin, muskuläre Kräfte, die im Sinne der Deformierung wirken, auszuschalten und sie im entgegengesetzten Sinne zur Erhaltung der normalen Form zu verwenden. Eigentümlich ist, daß fast alle in der Literatur bekannten Methoden sich ziemlich einseitig mit Korrekturen der Vorfußstellung befassen; die Fußwurzel wird unberührt gelassen. Von Schultheß selbst inauguriert ist die Verwendung des Extensor longus hallucis zur Hebung des ersten Mittelfußköpfchens. Die von späteren vielfach modifizierte Technik dieser Operation ist verhältnismäßig einfach: die Sehne wird in Höhe des Grundglieds abgetrennt und medial unter oder einfach über dem Köpfchen an das Periost vernäht, oder nach Spaltung in Schleuderform um das Köpfchen gelegt (Riedel), oder durch das perforierte Köpfchen durchgeführt (Scherb). Ganz neuerdings hat letzterer in gleicher Weise auch den Extensor digt. commun. longus ausgeschaltet und zur Hebung des Vorfußes benutzt. Naturgemäß ist bei dieser Operation auch beabsichtigt, die Hammerstellung der Zehen zu beeinflussen. Dies gelingt manchmal auch durch einfache Verlängerung der Sehne der Extensoren. Daß nach unserer Erfahrung Dauererfolge hier ausbleiben, sei gleich vorweg erwähnt. Die Verpflanzung des Extensor hallucis scheint allgemein übernommen zu sein (Brandes, Lackner, Kölliker). Handelt es sich um eine isolierte Schwächung des Tibialis anterior, so wird der Extensor hallucis auf den Ansatz dieses Muskels verpflanzt (Biesalski, Lackner).

Entsprechend der Anschauung, daß der Peroneus longus eine Hauptrolle bei der Genese des Hohlfußes spielt, wird seit Schultheß seine Ausschaltung angestrebt. Meistens wird der Muskel dann auf den Ansatz des Tibialis anterior verpflanzt. Wir selbst begnügen uns meist damit, ihn am seitlichen Fußrand anzuheften.

Der Tibialis posterior scheint bis zuletzt der Aufmerksamkeit der Sehnenverpflanzer etwas entgangen zu sein. Wullstein verlagert ihn beim Klumpfuß mit großem Erfolg nach außen, ebenso Heidrich. Seine Rolle beim Hohlfuß hat erst jüngst Ludloff betont. Er schaltet ihn und gleichzeitig den antagonistischen Peroneus brevis aus.

Stracker hat gute Resultate gesehen nach Ausschaltung des Flexor hall. long.

Wenn eine Neigung zum Hackenhohlfuß besteht, so muß natürlich die Achillessehne verstärkt werden, was nach Schultheß durch Verpflanzung des Tibialis posticus oder, je nach Varus- oder Valgusstellung, des Peroneus longus auf die Achillessehne geschieht.

Die Supination der Fußwurzel ist merkwürdigerweise, trotz ihrer ausschlaggebenden Wichtigkeit für die Deformität, sehr selten in den Heilplan einbezogen worden. Bei der Einlagenbehandlung wird sie neuerdings berücksichtigt (Hohmann), operativ hat man sie anscheinend vernachlässigen zu können geglaubt, offenbar, weil man zu symptomatisch verfuhr: die Beschwerden sind ja meist im Vorfuß lokalisiert. Dies erscheint uns grundfalsch, und in der Tat sieht man in ausgesprochenen Fällen nur da gute und dauernde Erfolge, wo auch die Supination der Ferse beseitigt wurde. Es hat sich uns da ein in der Literatur anscheinend nicht erwähntes Vorgehen gut bewährt: analog der Gochtschen Operation beim Knickfuß verlagern wir den Ansatz der Achillessehne nach außen (beim Knickfuß nach innen). Häufig wird dabei eine Verlängerung nötig, die besondere, unten zu erwähnende Vorsichtsmaßnahmen erfordert. In sehr ausgesprochenen Fällen kommen Knochenoperationen in Frage (siehe unten).

Es bleibt noch die Behandlung der Klauenzehen. Kommt es zu einer guten Aufrollung des Gewölbes, so wird sie nach Anschauung der meisten überflüssig (Kölliker). Beck hat neuerdings eine Operation vorgeschlagen, die in der Abtrennung der Extensorensehnen von der Grundphalanx, Incision der dorsalen Gelenkkapselwand und der Reduktion der subluxierten Zehen besteht. Leitend ist also auch hier das Prinzip, die Ausschaltung der Extensorenwirkung.

Die Erfahrungen, die mit Sehnentransplantationen gerade bei Hohlfüßen gemacht worden sind, scheinen nicht sehr befriedigend zu sein (Kölliker, Brandes). Ganz gewiß nicht sind sie es nach unserer eigenen Erfahrung. Welches sind die Gründe zu dieser zuerst überraschenden, aber sehr deutlichen Tatsache?

Auszuscheiden sind von vornherein Fälle, deren Mißlingen vielleicht auf technische Fehler zurückzuführen ist. Ich konnte aber auch so noch aus einem Gesamtmaterial von 36 operativ mit Sehnenplastik allein behandelten Hohlfüßen früherer Jahre 28 Fälle absondern, deren unmittelbares Operationsresultat oder, weit häufiger, deren Enderfolg völlig unbefriedigend war. Bei 23 Fällen waren Nachoperationen möglich, die, wenn sie in Eingriffen am Skelett bestanden, einen Dauererfolg herbeiführten. Schon dies zeigt, daß die Quelle der Fehlresultate aus der Methodik selbst fließt: das Überpflanzungsmaterial muß insuffizient sein oder werden. Entweder sind die überpflanzten Muskeln schon irgendwie geschwächt vor der Operation, und das kann nicht wundernehmen, wenn man sich der komplizierten Muskelmechanik des Hohlfußes, in der sich theoretisch und praktisch so viele Widersprüche kreuzen, erinnert. Oder sie werden es durch die Operation oder sekundär nach der Operation. Regelmäßig ist dies ein Beispiel unter vielen, zu beobachten, wenn man versucht, die Klauenstellung der Zehen durch Verlängerung des Extensor d. c. l. zu beseitigen; der Muskel verkürzt sich sehr bald wieder, die Contractur rezidiviert (Beck). Viele Fehlschläge kommen auf das Schuldkonto einer schleichend entstehenden Insuffizienz der Nahtstellen der Sehnen, ein Umstand, der Scherb dazu veranlaßte, zum Beispiel die Streckersehnen durch das Mittelfußköpfchen durchzuführen. Ein Hauptgrund scheint mir der zu sein, daß es in vielen Fällen

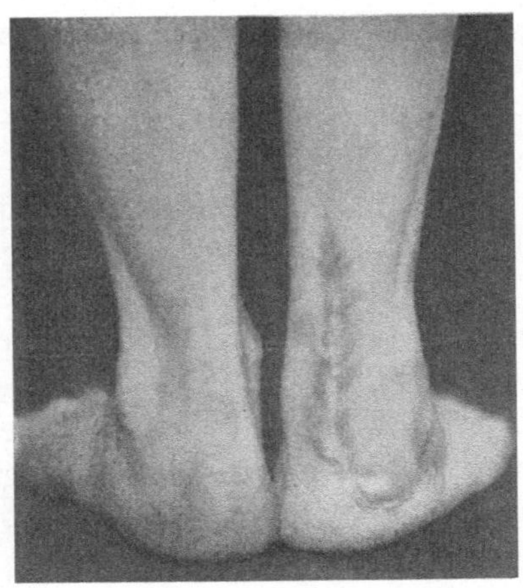

Abb. 24. Gutes Resultat nach Verpflanzung des Ansatzes der Achillessehne an die Außenseite bei rechtsseitigem Hohlfuß. Spina bif. occ.

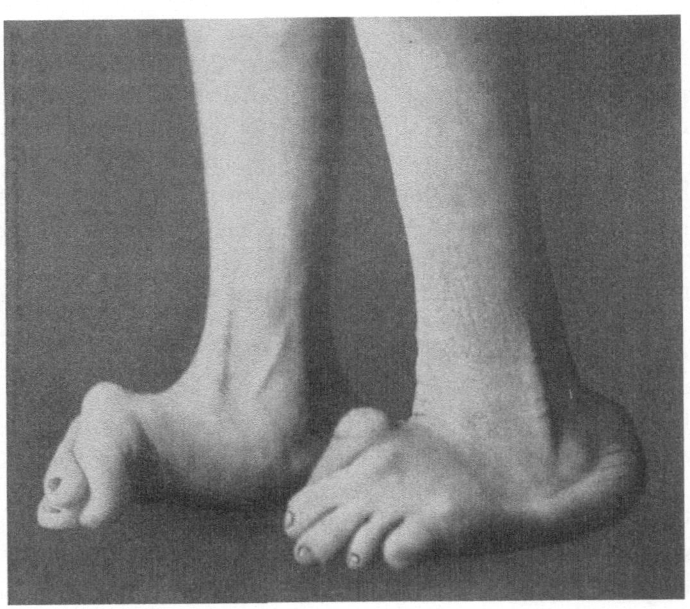

Abb. 25. Abflachende Wirkung der supinatorischen Aufbiegung des inneren Fußstrahls bei kongenital spastischen Hammerzehenplattfüßen.

nicht möglich ist, der übermächtigen Plantarmuskulatur ein genügendes Gegengewicht zu schaffen. Es werden immer nur Symptome beseitigt, während die Ursache weiter fortwirkt. Das Ergebnis ist eben das Rezidiv. Die meist zur Herstellung des Gleichgewichts verwendeten Muskeln sind ihrer Natur nach häufig schon zu schwach, diese Aufgabe zu übernehmen. Die Arbeitsgröße in Kilogrammeter beträgt nach Fick für den Extensor hall. l. 0,39, für den Flexor hall. l. dagegen 0,82; für den Tibialis anticus 1,61, für den Peroneus longus aber nur 0,44, für den Extensor digt. l. 0,72. Hinzu kommen noch schwächende Momente, die in der Änderung der Zugrichtung, vorheriger Überdehnung, Ernährung usw. liegen. Trotzdem können diese Muskeln eine gewaltige Wirkung auf die Fußskelettbildung ausüben, besonders auf das operativ geschädigte Fußskelett. Dies gibt die Gelegenheit, auf die Rezidive nach Hohlfußoperationen zu sprechen zu kommen. Eine nicht allzu seltene Beobachtung sei vorangestellt.

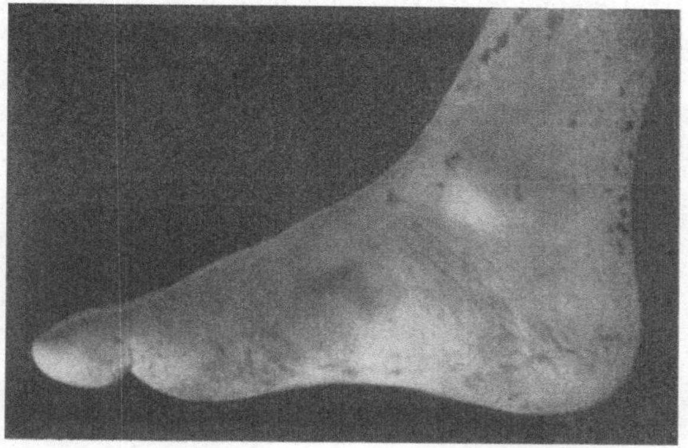

Abb. 26. Hohlfuß eines 10 jährigen. Operativ korrigiert.

Fall I. M. S. (Abb. 27): 20 jähr: Fräulein mit Spina bifida und linksseitigem Hohlfuß. Vor zwei Jahren Verlängerung der Achillessehne (auswärts). Trotzdem Progredienz des Leidens, erhebliche Vermehrung des Fußgewölbes, ohne Klumpfußkomponente, unter hauptsächlicher Beteiligung des inneren Fußrandes. Mäßige Klauenstellung der Zehen, besonders der Großzehe. Ausgesprochener Ballenschmerz. Es wird die Plantarfascie exzidiert, eine Keilosteotomie aus dem ersten Mittelfußknochen gemacht und, entsprechend dem Vorschlage von Wisbrunn, die Exstirpation der Sesambeine unter der Großzehe vorgenommen. Das Resultat war zunächst ein gutes: die Fußform wurde erheblich abgeflacht, der Gang war schmerz- und beschwerdefrei. Aber 8 Wochen nach der Operation zeigte sich, daß die Belastung des Großzehenballens wieder anfing, stärker zu werden; infolge Atrophie des Fettgewebes trat das Köpfchen des ersten Metatarsus unliebsam stark hervor. Die Klauenstellung der Großzehe, die vorher restlos beseitigt worden war, wurde stärker und stärker, und mit ihr wuchs, worauf besonders hingewiesen sei, die Vermehrung des Fußgewölbes, also auch die Beschwerden. Schließlich entschloß man sich zu einer nochmaligen Operation. Es wurden die plantaren Weichteile vom Tuber calcan. abgelöst, der Metatarsus I, der sich in alter Form wieder regeneriert hatte, nochmals osteotomiert, sodann die Sehne des Extensor hallucis longus transossär am Metatarsus I fixiert. Erst nach Abtrennung dieser Sehne gelang es, die Klauenstellung der Großzehe zu beseitigen. Die Nachbehandlung mußte besonders auf die Gefahr des Rezidivs dieser Klauenstellung achten (Narbenschrumpfung). Das Endresultat war vorzüglich.

Epikritisch betrachtet, beweist dieser Fall die Richtigkeit der Anschauung Duchennes, daß nach Ausbildung der Klauenstellung der Zehen tatsächlich ein Circulus vitiosus besteht, der schließlich den Hohlfuß herbeiführt. Das dorsalgereckte Grundglied drückt das Mittelfußköpfchen plantarwärts, leitet so die Vermehrung der Fußwölbung ein. Die sohlenwärts gelegene Muskulatur schrumpft sekundär, wirkt so im gleichen Sinne. Die dorsalen Strecker erhalten immer mehr das Übergewicht. Abweichend von der Theorie Duchennes war in diesem Falle das Übergewicht des Großzehenstreckers nach der operativen Durchtrennung des Beugers bei der Exstirpation der Sesambeine entstanden. Der Effekt war so deutlich, daß sogar die Umformung des ersten Mittelfußknochens nicht imstande war, ihn zu verhüten. Dagegen schuf die Abtrennung des Großzehenstreckers wieder einen Gleichgewichtszustand, der eine Dauerheilung bedeutete.

Die praktische Nutzanwendung, die aus diesem Falle zu ziehen ist, heißt: die Wirkung des Muskelzuges ist ganz erheblich. Auch knöchern umgeformte Füße unterliegen ihr schließlich, denn wenn auch an sich klein, sind diese Kräfte doch Dauerkräfte. Daher sind auch nach Knochenoperationen am Hohlfuß Sehnenverpflanzungen vorzunehmen, die nach Möglichkeit einen Gleichgewichtszustand in der Fußmuskulatur garantieren.

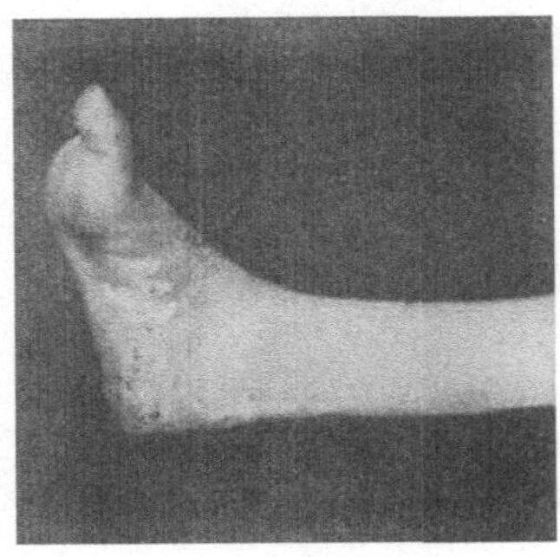

Abb. 27. Operierter Hohlfuß. Rezidiv vom Vorfuß her, infolge Übergewichts des Extensor hall. long. Flexor long. ist ausgeschaltet.

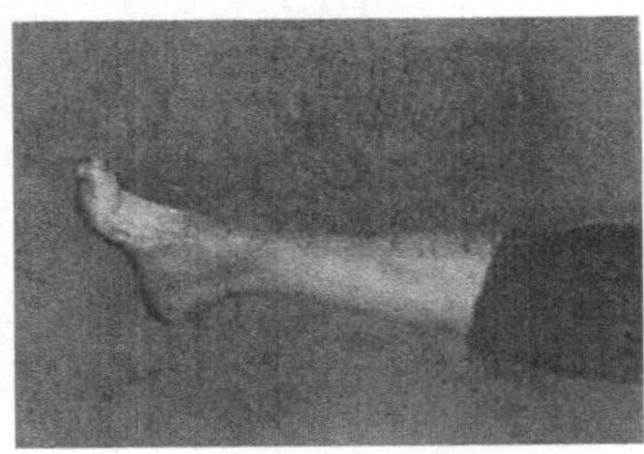

Abb. 28. Operierter Hohlfuß. Rezidiv vom Rückfuß her, trotz Keilexcision aus dem Tarsus etc., infolge Übergewichts der nicht verlängerten Achillessehne.

Die gleiche Möglichkeit ist vom Vorfuß aus gegeben, wie folgender Fall beweist:

Fall 2. M. W. (Abb. 28): 22jähr. Fräulein mit Spina bif. occ. und doppelseitigen Hohlfüßen. Vor zwei Jahren operativ behandelt. Keilexcision aus Fußrücken und Metatarsus I, Ausschaltung des Peroneus longus und Anheftung an den äußeren Fußrand. Der Großzehenstrecker blieb, weil eine nennenswerte Klauenstellung nicht vorhanden war. Die Achillessehne blieb unberührt, weil die Spannung nach der Korrektur der Fußwölbung nur ganz gering war und man einen Hackenfuß vermeiden wollte. Das unmittelbare Operationsresultat war glänzend. Trotzdem im Laufe der nächsten Monate ganz allmähliche Wiederkehr der Deformität: Steilstellung des Metatarsus I, Wiederkehr des Ballenschmerzes. Trotz großer Operationsscheu nochmalige Operation: Osteotomie des Metatarsus I, transossäre Fixation der Sehne des Großzehenstreckers, Verlängerung der Achillessehne. Gutes Resultat.

Epikrise: Hier wurde das Rezidiv vom Rückfuß her ausgelöst. Die Hypertension der Achillessehne war bei der ersten Operation nicht berücksichtigt worden, weil man sich durch den Effekt der Tarsektomie und die dadurch bedingte Vermehrung der Dorsalflexion hatte täuschen lassen. Dadurch war aber der Calcaneus, obwohl auch aus ihm seitlich ein Knochenkeil entnommen worden war, wieder in langsame Supination gekommen, die nun automatisch Pronation des Vorfußes und Vermehrung des Gewölbes zur Folge hatte.

Man muß also die Scheu vor der Verlängerung der Achillessehne beim Hohlfuß überwinden. Die Verlängerung muß aber exakt dosiert sein. Andererseits darf keinerlei Hypertension in der Wadenmuskulatur vorhanden sein. Erstens wirkt ein überwiegender Zug an der Achillessehne auf den Vorfuß plantarflektierend, stellt also die Metatarsen, besonders den ersten, steil, die Köpfchen werden mehr belastet, die Grundphalangen der Zehen dorsalflektiert und hierdurch der bekannte Circulus vitiosus eingeleitet. Zweitens wirkt der Zug an der Achillessehne supinierend auf den Calcaneus, so daß auf diese Weise die Torsionsverhältnisse zwischen Vor- und Rückfuß im Sinne der Hohlfußbildung immer wieder beeinflußt werden. Der letzte Fall zeigt, wie die Supinationsstellung auch nach ihrer völligen Beseitigung durch Knochenoperation unter dem Einfluß des wenn auch geringen, so doch konstanten Zuges an der Achillessehne sich wiederherstellt. Der Fall beweist die Richtigkeit der Anschauungen von Schultheß, Duncker und Roeren.

Beiden Fällen ist das gemeinsam, daß sie die nicht zu unterschätzende Zugwirkung der Muskulatur handgreiflich demonstrieren. Früher geäußerte Ansichten über den überragenden Effekt blutiger Knochenoperationen sind also, was die Dauer der Wirkung angeht, etwas zu modifizieren; unbedingt ist auch bei dieser eingreifenden Art der Korrektur eine Wiederherstellung des Muskelgleichgewichts zu verlangen. Nicht nur Änderung der Kraftrichtung oder Ausschaltung der Zugwirkung kommt in Frage, ebenso müssen zu starke Spannungen gemildert werden, dabei sorgfältig geachtet werden auf das Verhältnis von Agonisten und Antagonisten. Besteht hier nach der einen oder anderen Seite ein Übergewicht, so ist das Resultat der ossären Umformung in Frage gestellt.

Folgender Fall, der in gewisser Beziehung unserem ersten ähnelt, sei im gleichen Sinne noch angeführt, weil er besonders instruktiv wirkt durch die Vergleichsmöglichkeit des einen mit dem anderen Fuß bei verschiedenem operativem Vorgehen:

Fall 3. W. M., 12jähr. Junge mit Spina bif. occ. und doppelseitigen Hohlfüßen ohne Klumpfußkomponente. Operation links Tarsektomie, Osteotomie des ersten Metatarsus, Ablösung der plantaren Weichteile, Achillotenotomie. Rechts dasselbe, jedoch mit Hinzufügung der transossären Fixation des Großzehenstreckers nach Scherb. Die Deformität war beiderseits gleich groß, ebenso die gute Abflachung nach der Operation beiderseits gleich. Nach drei Monaten aber schon zeigte sich bei dem linken Fuß, wo der Extensor hallucis longus nicht ausgeschaltet worden war, eine deutliche Wiederkehr der Klauenstellung der Großzehe, die, wie man das mit ziemlicher Sicherheit voraussagen kann, eine allmähliche Wiederkehr der Deformität zur Folge haben wird.

In bezug auf die Technik der Ausschaltung des Großzehenstreckers sei bemerkt, daß hier unbedingt der transossären Fixation den Vorzug gebührt. Die Reoperation des Falles 2 nämlich hat gezeigt, daß die periostale Anheftung der Sehne keine völlige Ausschaltung des Zuges an der alten Insertionsstellung bewirkt hatte, weil es zu einem Pseudoregenerat der Sehne durch Narbengewebe in ihrer alten Verlaufsrichtung gekommen war, so daß nach wie vor ein Zug auf das Grundglied ausgeübt werden konnte. Vielleicht spielte auch dieser Faktor eine wenn auch untergeordnete Rolle bei der raschen Wiederkehr der Deformität. Daß übrigens diese Art der Anheftung häufig insuffizient wird, betont auch Scherb. Ich habe seine Beobachtung mehrfach bei Reoperationen bestätigt befunden.

Daß die transossäre Fixation eine sehr wirksame und zuverlässige Verpflanzungsart darstellt, zeigt sich bisweilen auch in nicht sehr angenehmer Weise. Und zwar dann, wenn die Spannung der Sehne nach der Fixation nach Scherb zu groß wird. Es tritt dann eine zu prominente isolierte Hebung des Großzehenballens allein ein, die zur Folge hat, daß die anderen Metatarsalköpfchen, besonders 2 und 3, im Sinne eines Pes transversoplanus zu stark nach unten sohlenwärts vortreten. Begünstigt wird dieser Zustand, wenn an der Basis des ersten Metatarsus ein zu ausgiebiger Keil entnommen und so der Knochen zu sehr verkürzt wird. Ich habe deshalb schon in der ersten Publikation zu diesem Gegenstand im Zentralblatt für Chirurgie 1923 empfohlen, durch eine subkutane dorsale Incision des Lig. intercapitulare die Verbindung zwischen erstem und zweitem, eventuell auch zwischen zweitem und drittem Mittelfußköpfchen zu lockern. Vor allem aber empfehle ich dringend, die erste Zeit nach Abnahme des Gipsverbandes eine Einlage mit Hebung des vorderen Quergewölbes tragen zu lassen. Hierdurch wird dem sehr unangenehmen geschilderten Zustand, der das ganze Resultat der Behandlung in Frage stellen kann, am besten vorgebeugt. Das wichtigste ist aber gemäßigtes vorsichtiges Vorgehen bei der Osteotomie des ersten Metatarsus und bei der Fixation der Sehne des Extens. hall. long. Zu erwägen bleibt, ob man nicht in geeigneten Fällen die Sehne am 2. oder 3. Mittelfußknochen fixieren soll. In einigen Fällen gelang es hiermit, die Entstehung des Spreizfußes zu verhüten, jedoch sind hierüber noch keine endgültigen Ergebnisse vorhanden. Der Kernpunkt der Frage scheint uns darin zu liegen, daß die Indikationsstellung zur Operation korrekt ist. Man darf natürlich nicht hoffen, mit der Operation am inneren Fußrand allein einen Hohlfuß stärkeren Grades zu korrigieren, selbst wenn die Adductions- und Supinationskomponenten, was doch selten ist, völlig fehlen. Ist die Plantarflexion im Lisfranc einigermaßen deutlich ausgeprägt, so ist eben eine Keilexcision aus dem ganzen Tarsus nicht zu umgehen. Wenn in solchen Fällen nur der innere Fußrand korrigiert, der Großzehenballen allein hochgehoben wird, muß der geschilderte Zustand trotz aller Vorsicht eintreten. Zu überlegen ist, ob hier nicht eine Verwendung des Ext. digit. comm. l. im Sinne des Vorschlags von Scherb angebracht ist. Vielleicht läßt sich so das Entstehen des Querplattfußes verhüten. Wahrscheinlich ist, daß aber noch eine Osteotomie auch der mittleren Metatarsen hinzugefügt werden muß in allen den Fällen, wo die plantare Abknickung einen stärkeren Grad erreicht hat. Versuche in dieser Richtung sind gemacht, die Beobachtungen aber noch nicht abgeschlossen.

In Ergänzung unserer früheren Beobachtungen zur operativen Behandlung des Hohlfußes muß auf Grund der Spätresultate gesagt werden:

1. In den meisten Fällen ist eine vorsichtige Verlängerung der Achillessehne nötig. Wird sie unterlassen, ist die Gefahr eines Rezidivs sehr groß.

2. Die früher ausschließlich empfohlene Methode der Osteotomie an der Basis des ersten Mittelfußknochens genügt bei mittelschweren Fällen mit ausgesprochener Klauenstellung der Zehen, also mit überwiegenden Streckern, nicht, um eine Dauerkorrektur zu erreichen. Sie muß mit der Ausschaltung des Zehenstreckers verbunden werden. Als bestes und sicherstes Verfahren hierzu erscheint die Methode der transossären Fixation von

Scherb. Die Anheftung ans Periost des ersten Metatarsus wird auf die Dauer insuffizient.

3. Ausschließlich die vermehrte Fußwölbung am inneren Fußrand zu korrigieren ist nur bei leichten Fällen mittels der kombinierten Methode — Osteostomie und transossäre Fixation — zulässig. In allen anderen Fällen entsteht ein Querplattfuß. Prophylaktisch ist das Tragen einer entsprechenden Einlage gleich nach der Operation anzuraten.

4. In allen schwereren Fällen ist entweder eine Keilexcision aus dem Tarsus hinzuzufügen, oder vielleicht, denn die Beobachtungen sind noch nicht abgeschlossen, auch die mittleren Mittelfußköpfchen mittels einer Osteotomie an der Basis der Metatarsen zu heben und mit der Sehne ihres langen Streckers zu fixieren.

Nach dem Gesagten ist es verständlich, wenn für alle einigermaßen schweren Hohlfußformen nicht nur das Redressement allein, sondern auch in Verbindung mit Sehnenverpflanzungen mit Recht als ungenügend angesehen wird (Kölliker, Brandes). Skelettoperationen sind dann unvermeidlich, wenigstens, wenn das Resultat ein dauerndes sein soll. Lehnt man die gewissermaßen „subkutane" Operation am Knochen mit dem Schultzeschen Osteoclasten ab, so bleibt noch die offene Osteotomie.

Es scheint, als ob beim Hohlfuß die Operationen am Skelett nie die Rolle gespielt haben wie bei anderen Fußdeformitäten, etwa beim Klumpfuß. Das Redressement wurde meistens, trotz der bekannt schlechten Dauerergebnisse, bevorzugt. Erst recht im Zeitalter der Sehnenverpflanzungen, wo man das Resultat des Redressements durch die Sehnenplastik zu stabilisieren suchte. Diese Zeit scheint langsam auch überwunden zu sein. Heute dringt immer mehr die Anschauung durch, daß bei einigermaßen erheblicher knöcherner Deformierung eine Knochenoperation gemacht werden muß. Es kommt jetzt, um zu einer exakten Indikationsstellung des Eingriffs zu gelangen, nur mehr darauf an, ein genaues Maß der Deformierung zu erhalten. Dies ist nicht so leicht, wie es zunächst den Anschein hat, wenigstens bei jugendlichen Hohlfüßen. Hier versagt zum Teil auch das Radiogramm, weil oft die Verknöcherung der Fußknochen noch nicht beendigt ist. Unserer Erfahrung nach tut man am besten, den Gesamteindruck des klinischen Bildes: Aussehen, Form, Stellung, Beweglichkeit und Fußabdruck zu verwerten. Besonders ein Faktor ist von Wichtigkeit: der Grad der bestehenden Contracturen. Ist der Hohlfuß noch schlaff, manuell noch gut, ohne Anwendung größerer Gewalt zu redressieren, so wird meist Redressement und Sehnenplastik genügen. Hat man aber das Gefühl, daß nach Überwindung des Weichteilwiderstandes Sperrungen in den Gelenkflächen eintreten, dann ist unseres Erachtens nur noch von einem Eingriff am Knochen Heil zu erwarten. Das gilt auch für solche Fälle, wo der äußere Adspekt die Deformität noch in verhältnismäßig geringer Entwicklung zeigt, weniger ausgesprochen jedenfalls wie bei schlaffen Formen. Trotz Anwendung ziemlicher Gewalt verhalten sich diese Formen allen Modellierungsversuchen gegenüber refraktär. Und in diesen Fällen empfehlen wir dringend, sich nicht mit anscheinend völligem Redressement und fein ausgesonnener Sehnenverpflanzung zu begnügen, sondern die Tarsektomie zu machen. Wir können, wie übrigens die meisten Teilnehmer des Orthopädenkongresses von 1923, in keiner Weise uns dem Standpunkte Wullsteins anschließen, der die entsprechenden Sehnen verlagert und das Weitere dann, das Normalwerden des Fußes, den Gesetzen der Transformation überläßt. Freilich kann der Fuß auf diesem Wege eine beträchtliche Umformung erfahren, wie eine kürzlich mitgeteilte Beobachtung von Teske geradezu experimentell bestätigt. Leider sind aber eigentlich bisher nur pathologische Beobachtungen gesammelt worden; es scheint demnach noch nicht geglückt zu sein, das Muskelverhältnis am knöchern deformierten Fuß so zu verlagern, daß eine Rückbildung zur normalen Form erfolgte. Und wenn es gelänge, so müßte logischerweise die Transformation zur Ausbildung einer neuen Deformität weiterschreiten, wenn man nicht die Muskeln wieder anders anordnen wollte, und daran wird wohl im Ernst niemand denken. So warnt denn auch der auf diesem Gebiete besonders erfahrene Biesalski eindringlich davor, aus dem einfach deformierten Fuß eine Lähmungsdeformität zu machen, dadurch, daß unmotiviert Zugkräfte verlagert oder gar ganz ausgeschaltet werden.

Kölliker faßt seine Ansicht über die Operationsmethode beim schweren Hohlfuß dahin zusammen: wird eine Tarsektomie gemacht, so ist jede Sehnenplastik überflüssig. Dies bedeutet in seiner Art ein anderes Extrem, dem wir nicht ganz zu folgen vermögen. Wenn damit gesagt sein soll, daß der Effekt einer Knochenoperation gegenüber allen Sehnenverpflanzungen ein ganz überwiegender ist, so deckt sich das völlig mit unserer Ansicht. Trotzdem glauben wir aber, daß auch das mit Hammer und Meißel modellierte Fußskelett durch muskuläre Einflüsse wieder deformiert werden kann, genau so wie das normale, ja noch leichter, und daß es infolgedessen nötig sein wird, augenfällig deformierende Muskelkräfte nach Möglichkeit auszuschalten und, wenn angängig, in nutzbringendem Sinne, mindestens aber in unschädlichem Sinne, wieder funktionell dienstbar zu machen. Die oben angeführten Fälle beweisen das. In diesem Sinne nähern wir uns also wieder dem Standpunkte Wullsteins. Im übrigen wird wohl die Ansicht Köllikers, alle schweren Fälle zu tarsektomieren, von der Mehrzahl der Orthopäden wohl geteilt werden.

Es fragt sich, welche Operation angezeigt ist. Früher stellte man da, von theoretischen Anschauungen ausgehend, eigenartige Forderungen. Hoffmann z. B. verlangt die Resektion der Lisfrancschen Gelenkzone, weil er den Sitz der Deformität in diesem Gelenk sucht. Wie wir sahen, trifft dies in vielen Fällen zu, jedoch durchaus nicht in allen. Außerdem wird ja nur die Vorfußdeformität durch den Eingriff korrigiert. Am plausibelsten scheint uns die Forderung Köllikers zu sein, den Keil aus der Höhe des Krümmungsscheitels zu entnehmen. Hohmann empfiehlt hierbei, das für die Mechanik des Fußes (Torsion) so wichtige Chopartsche Gelenk zu schonen. Diese Forderung erscheint mir berechtigt, doch wird sie nicht immer zu erfüllen sein, dann nämlich, wenn die plantare Abknickung des Vorfußes wesentlich weit nach hinten gelegen ist, wie es besonders bei paralytischen Formen vorkommt. Allerdings verliert ja mit dem Grade der Lähmung das Gelenk auch an Bedeutung.

Die Exstirpation einzelner Fußknochen, wie sie von Zeit zu Zeit immer wieder empfohlen wird (Guradze), dürfte wegen des überflüssigen Verlustes der Gelenkflächen besser vermieden werden. Laurent opferte das Kahn- und Würfelbein ganz, Guradze nur das Kahnbein. In mittelschweren Fällen wird man mit einer schon von Wette angegebenen Keilentnahme aus beiden Knochen, wie sie jetzt auch von Hohmann empfohlen wird, auskommen. Bei entsprechenden Deformierungen wird man aber weiter nach vorn auf die Keilbeinreihe, evtl. auch auf die Basen der Metatarsen übergreifen müssen, oder auch weiter nach hinten auf den Taluskopf. Beides kann nötig sein und man darf nicht davor zurückschrecken, wenn man ein gutes und dauerndes Resultat erzielen will. Schonung der Fascien und Sehnendecke sowie glatte aufeinanderpassende Meißelflächen sind unbedingt anzustreben.

Je nach Stärke der Adductionskomponente kann es nötig werden, den Keil nicht genau aus dem Dorsum, sondern etwas seitlich zu entnehmen. Nach dem Vorgang von Scalone kann man den Keil plantarwärts wieder einpflanzen. Doch ist dann wohl wieder mit einer stärkeren Spannung der Weichteile zu rechnen, so daß dieses Verfahren wohl eine unnötige Komplikation genannt werden darf. Wiemers verwendet in ähnlicher Weise aus dem Malleolus entnommenes Knochenmaterial mit gutem Erfolg (mündliche Mitteilung). Eine gewisse Rücksichtslosigkeit in der Auswahl und Bemessung des Knochenkeils streng nach mechanischen Gesichtspunkten, wie sie Salaverri in seiner tarsalen Chirurgie betont, ist sehr zu empfehlen.

Ebenso wie bei der Behandlung mit Sehnenverpflanzungen hat man auch bei Eingriffen am Skelett des Fußes früher fast ausschließlich den Vorfuß allein berücksichtigt. Die Deformität des Rückfußes blieb sich selbst überlassen. Gerade aber in den Fällen, wo wegen ihrer Schwere Eingriffe am Skelett unvermeidbar sind, ist auch meistens die Deformierung der Fußwurzel sehr ausgesprochen. Um so mehr muß die Notwendigkeit betont werden, sie auch in die Therapie einzubeziehen. Soll dies nicht durch die Verlagerung des Ansatzes der Achillessehne, wie oben beschrieben wurde, geschehen, so muß auch hier, am Calcaneus, eine Osteotomie gemacht werden; entweder legt man nach Hohmann — ursprünglich für den Klumpfuß angegeben — eine transversale Meißelebene von außen horizontal durch den Calcaneus, was technisch nicht ganz leicht ist. Oder, bei sehr starker Adductionskomponente, man osteotomiert in querer Richtung mit vertikaler Schnittfläche den Calcaneus in der Mitte; dabei wird die Verbindung mit dem Chopart durchtrennt, so daß es möglich wird, den hinteren Teil des Calcaneus auswärts zu rotieren. Auch diese Operation ist ursprünglich für den Klumpfuß gedacht (Elsner, Mau) und meines Wissens beim Hohlfuß noch nicht angewandt worden. Bei starker Adductions- und Supinationskomponente sollte man sich nicht scheuen, sie auszuführen.

Auch der Spreizfuß ist operativ angegangen worden: Bettmann verschraubt die Dachstreben des Metatarsus, um ihnen Halt zu geben. Eine Bolzung mit einem Knochenspan würde unseres Erachtens erstrebenswerter sein, falls überhaupt ausführbar. Doch sind die Ergebnisse der konservativen Behandlung gerade beim Spreizfuß so günstige, daß ein so weitgehender blutiger Eingriff entbehrlich erscheint. (Zusammenfassende Darstellung der Therapie des Spreizfußes bei Wollenberg.)

Bevor ich zum Schlusse der Darstellung der an der Kölner Klinik bevorzugten Operationsmethoden und deren Ergebnisse komme, sei noch ein von mir angegebenes Verfahren zur Korrektur leichter und mittelschwerer Hohlfüße erwähnt. Eine kurze Mitteilung erschien bereits im Zentralblatt für Chirurgie 1924. An Hand der inzwischen mit der Methode gemachten Erfahrungen seien hier einige Ergänzungen gebracht.

Das Bedürfnis dieser inzwischen etwa 50 mal angewandten Methode und ihre Notwendigkeit ergab sich aus der vielerorts (Fränkel) betonten Tatsache, daß trotz gut gelungenem Redressement und trotz Tarsektomie in sehr vielen Fällen das eine Hauptsymptom des Leidens, der Tiefstand des Großzehenballens, hervorgerufen durch die Steilstellung des ersten Metatarsus, das auch subjektiv die meisten Beschwerden zu verursachen pflegt, unkorrigiert bleibt. Deshalb gerade hatte ja Schultheß seine Extensorplastik

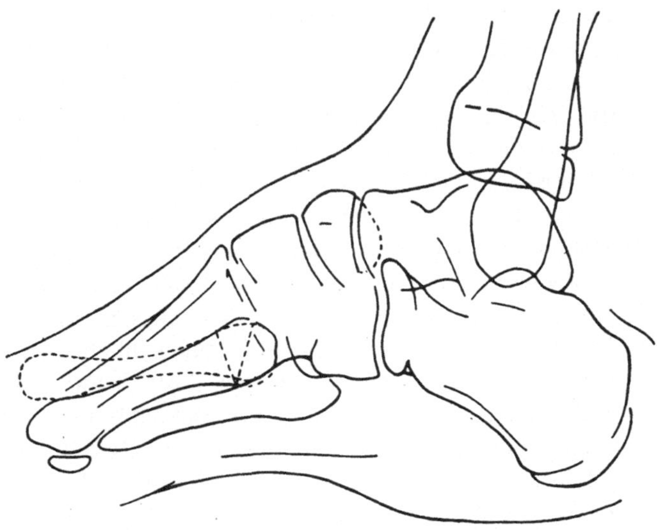

Abb. 29. Umriß eines Hohlfußes bei Myelodysplasie. Normaler Stand des Calcaneus. Keilform des Naviculare. Stelle und Effekt der Keilosteotomie am Metat. I ist eingezeichnet.

angegeben, und deshalb auch Wisbrun die in ihrer Berechtigung, wie schon Wullstein hervorhebt, höchst zweifelhafte Methode der Exstirpation der Sesambeine an der Großzehe angewandt. Merkwürdigerweise war es gerade die immer deutlicher mit der Länge der Beobachtungszeit und mit dem Wachsen des klinischen Materials in Erscheinung tretenden Insuffizienz der Extensorverpflanzung, die uns nach neuen wirkungsvolleren Verfahren suchen ließ. Nach unseren oben entwickelten Gedankengängen konnte das nur eine Operation am Knochen sein. Und zwar müßte es eine Operation sein, die das Fußskelett an einer eng umschriebenen Stelle angreift, denn der Eingriff soll so geringfügig sein, daß er auch bei leichten Fällen, eben wegen der Unzuverlässigkeit der Sehnenplastik, mit Berechtigung angewandt werden kann.

Eine Operation, die den aufgeführten Forderungen entsprach, fand ich in der Osteotomie des ersten Mittelfußknochens möglichst nahe der Basis ausgeführt. (Sie wurde schon erwähnt oben bei der Besprechung der Rezidivmöglichkeiten.) Gelegentlich einer Hallux valgus-Operation etwas modifiziert nach Hohmann sah ich den starken mobilisierenden Effekt auf den

Großzehenballen, ähnlich wie Fränkel bei der gleichen Operation nach Ludloff auf die gewölbeentspannende Wirkung der Ludloffschen Schrägosteotomie des ersten Metatarsus aufmerksam wurde. Ich reseziere einen Keil möglichst nahe dem Lisfranc, mit der Basis nach oben. Je nach der Schwere des Falles genügt bisweilen die einfache lineäre Durchtrennung oder es muß ein trapezförmiges Stück entnommen werden. Bei stärkerer Adduction muß die Basis etwas lateralwärts gelegt werden. Der verhältnismäßig geringfügige und bei sicherer Asepsis gewiß ungefährliche Eingriff hat eine ausgiebige Wirkung, die sich in vier Punkte zerlegen läßt: 1. Sie verkürzt den inneren Fußrand und entspannt dadurch das Gewölbe. 2. Der Großzehenballen wird kräftig in die Höhe gebracht. 3. Die pathologische Pronation

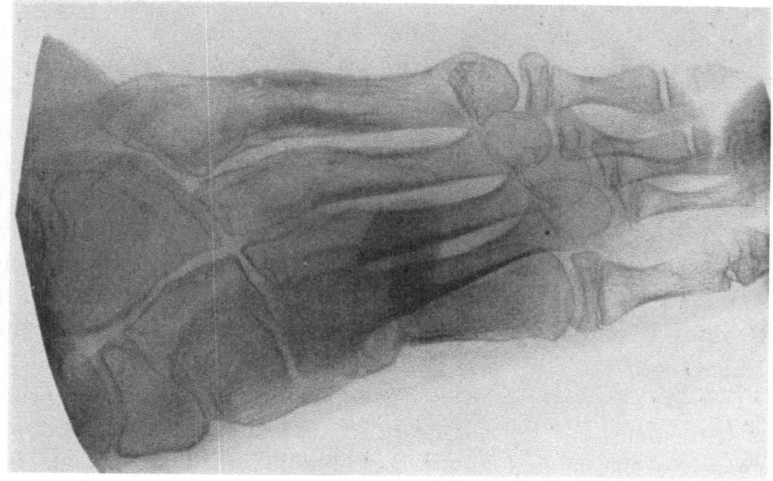

Abb. 30. Radiogramm nach der Operation. Osteotomiestelle am Metat. 1 ist gut zu sehen, ebenso die supinatorische und dorsale Aufbiegung dieses Knochens.

(Torsion) des Vorfußes, die ja am Innenrand des Metatarsus sich weit ausgiebiger als am äußeren manifestiert (Böhler), kann gerade an dieser Stelle, wo sie am deutlichsten erscheint, wenigstens in ihrem metatarsalen Abschnitt durch Supination (Aufrollung) beseitigt werden. 4. Auch die Adduction kann wenigstens annähernd ausgeglichen werden.

Möglich sind diese Wirkungen erst durch die von Anatomen und Gelenkmechanikern (v. Meyer) stets betonte Sonderstellung des ersten Fußstrahls. Seine Gliederung ist reicher als die des äußeren Strahls, infolgedessen seine Beweglichkeit größer. Die Bindung des inneren mit dem äußeren geschieht allein durch den Sperrzahnmechanismus des ersten Keilbeins (Straßer). Soll nun, zugunsten der Kleinheit des Eingriffs, der innere Fußrand allein beeinflußt werden, so muß der Eingriff distal vom ersten Keilbein erfolgen. Dem kommt wieder zu Hilfe das außerordentlich breite Spatium zwischen Metatarsus 1 und 2, sowie die lockere, beträchtlichen Bewegungen zulassende Bandverbindung zwischen dem ersten und zweiten Mittelfußköpfchen. Hierin liegt auch die Rechtfertigung gegenüber dem möglichen Einwand, die Methode sei unphysiologisch, weil sie die Deformität nicht am Orte der stärksten Auswirkung, der hier bekanntlich weiter proximal gelegen ist, beseitigt. Die stärkste Rechtfertigung liegt aber schließlich im Erfolg.

Die Osteotomie wird am besten von einem dorsal neben die Sehne des Extensor hall. l. gelegten Hautschnitt aus subperiostal ausgeführt. Doch kann auch der für die offene Durchtrennung der plantaren Weichteile benutzte Schnitt am Innenrand der Fußwölbung gleichzeitig zur Osteotomie benutzt werden. Falls die Bandverbindung zwischen erstem und zweiten Mittelfußköpfchen sich so straff erweisen sollte, daß eine ausgiebige Hebung des Großzehenballens nicht möglich ist, so könnte sie leicht von einer dorsalen Incision aus mit dem Messer gelockert werden. Bisher hat sich dies allerdings selten als nötig erwiesen.

Die Operation hat nach theoretischen Erwägungen eine andere zur notwendigen Voraussetzung: die Ausschaltung des Peroneus longus. Wir machen sie durch Diszision der Sehne an ihrem Übergang auf die Planta und durch Anheftung an das Periost des seitlichen Dorsums oder an die Insertion des Peroneus brevis. Der Grad der Spannung, mit der dies zu geschehen hat, richtet sich nach der Stärke der Adductionskomponente. In geeigneten Fällen kann der Muskel natürlich auch zum Ersatz des gelähmten Tibialis anterior verwendet werden. Neuere von uns gemachten klinischen Beobachtungen scheinen aber diese altgewohnten Anschauungen nicht zu bestätigen, insofern die Nachuntersuchung der zuerst operierten Fälle, bei denen die Ausschaltung des Muskels nicht gemacht worden war, immer noch ein gutes Resultat ergab. Eigentlich hätte man hier ein Rezidiv erwarten sollen, weil der Zug des Peroneus long. den Großzehenballen plantarwärts bewegt. Eine genauere Betrachtung der anatomischen Verhältnisse nach der Osteotomie des Metatarsus rückt nun aber merkwürdigerweise die entgegengesetzte Möglichkeit nahe: das Gewölbe wird abgeflacht, weil die dorsale Durchbiegung durch die Muskelwirkung des Peroneus verstärkt werden kann. Ein Blick auf die Abbildung macht das deutlich. Das basale Fragment wird bei Anspannung des Peroneus plantarwärts gezogen, das längere distale Bruchstück durch den Bodendruck aber dorsalwärts. Beide Kräfte verstärken sich erheblich beim Zehenstand. Ich beabsichtige daher, geeignete Fälle in Spitzfußstellung nach der Osteotomie einzugipsen und verhältnismäßig frühe, etwa nach 2—3 Wochen, im Verband auftreten zu lassen, damit die oben geschilderten mechanischen Verhältnisse sich besser auswirken können. Allerdings kann dadurch unter Umständen ein Operieren in zwei Zeiten nötig werden, etwas, was besser vermieden wird. Jedenfalls ist die Ausschaltung des Muskels und seine Anheftung an den äußeren Fußrand nur in den Fällen noch zu empfehlen, wo eine Varuskomponente gleichzeitig zu korrigieren wäre.

Vorheriges Redressement, nötigenfalls unter Benutzung der bekannten Hilfsoperationen (Achillotenotomie, Exstirpation der Plantarfascie), ist selbstverständlich Voraussetzung des ganzen Verfahrens.

Von besonderer Bedeutung ist der Gipsverband. Es kommt bei ihm darauf an, nicht nur den Großzehenballen zu heben, sondern auch den Metatarsus kräftig zu supinieren, um eine vollständige Aufrollung der Sohlenwölbung zu erzielen. Gute Polsterung des Großzehenballens ist dabei wichtig, weil sonst außerordentlich unangenehme Fettnekrosen entstehen können.

Am besten legt man den Verband in zwei Etappen an: zunächst wird die Fußwurzel in kräftiger Pronation eingegipst, dann erst nach Erstarren der Vorfuß vom Chopart ab in Supination und Abduction. Dabei ist auf Erhaltung der Querwölbung zu achten. Ähnlich ist das Vorgehen Löfflers und Hohmanns beim redressierten Plattfuß.

Es wurde schon darauf hingewiesen, daß es für das Ergebnis der Operation gleichgültig war, ob der Extensor hallucis longus noch zur Hebung des ersten Metatarsus herangezogen wurde. Auch die Verwendung der Sehne dieses Muskels zu einer Schleuder, die den durch die Ludloffsche Schrägosteotomie verkürzten Metatarsus heben soll (Riedel) scheint mir entbehrlich zu sein. Die transossäre Fixation dieser Sehne dagegen, die in letzter Zeit Scherb angegeben hat, ist allerdings zu empfehlen, da sic mindestens eine große Sicherung gegen Abreißen der Sehne bietet. Eigene Erfahrungen stehen uns jetzt genügend zu Gebote. Wir führen sie in der Regel aus, achten aber darauf, daß die Spannung der Sehne nicht zu groß wird (s. o. cave Spreizfuß!) Hinzu kommt stets die Osteotomie des Metatarsus 1. Über die gleichzeitige Osteotomie auch anderer Metatarsalien kann noch nichts Abschließendes gesagt werden, ebenso nicht über die Fixation der Extensorsehne an den mittleren Metatarsalien (zur Verhütung des Querplattfußes).

Zum Schlusse noch eine kurze Übersicht über die an Kölner Klinik geübte operative Technik. Als Normalverfahren bei leichteren und mittleren Fällen besonders bei Jugendlichen gilt: Fasciomyotomie von einem medialen Schnitt aus, der auch zur Osteotomie des ersten Metatarsus benutzt wird, oder besser Ablösung der Weichteile vom Tuber calcanei von einem medialen Hackenschnitt (Payr) aus, wie sie schon Galeazzi empfohlen hat und den neuerdings auch Kölliker und amerikanische Chirurgen anwenden; dann folgt die Osteotomie am ersten Mittelfußknochen, darauf die Ausschaltung des Peroneus longus von einem Schnitt am lateralen Fußrand aus, jedoch nur in Fällen mit stärker betonter Varuskomponente. (Zur besseren Abflachung des Fußgewölbes und zur Sicherung des Resultates ist sie, wie jetzt gesagt werden kann, wertlos.) Achillotenotomie nach Bedarf, am besten Z-förmig. Erfordert aber eine stärkere Supination des Calcaneus die Verlagerung des Ansatzes der Achillessehne nach außen, dann muß die Achillessehne, wenn nötig, später verlängert werden, da sonst sehr leicht Nekrose und Abstoßung des unteren Stückes erfolgt. Die Verlagerung geschieht nach Gocht in der Weise, daß nach Freilegung des Tuber mittels eines Hackenschnittes der Ansatz durch einen Meißelschlag mitsamt einer dünnen Periost-Knochenplatte abgelöst, sodann an der Außenseite auf einer mit dem Meißel frisch geschaffenen Knochenwundfläche durch starke Seidenfäden am Periost befestigt wird. Beim Eingipsen ist zu starke Spannung zunächst zu vermeiden. Das Ligamentum plantare longum läßt sich subkutan auch von der Rinne hinter dem Cuboid an der Außenseite durchtrennen (L. Mayer).

Für schwere Fälle kommt die Tarsektomie in Frage. Am besten wird unter Vermeidung der Art. dorsalis pedis ein Längsschnitt etwas lateral über den Fußrücken gemacht, der alle Weichteile — die Extensoren sind sorgfältig beiseite zu halten — bis auf den Knochen durchtrennt. Dann wird mit flachen Meißelschlägen nach beiden Seiten hin das Periost mit einer dünnen Spongiosalamelle ausgiebig abgelöst, worauf der Keil aus dem Fußrücken entnommen wird. Die Stelle wird lediglich nach dem Sitz der plantaren Abknickung gewählt, nach Möglichkeit bleibt das Chopartsche

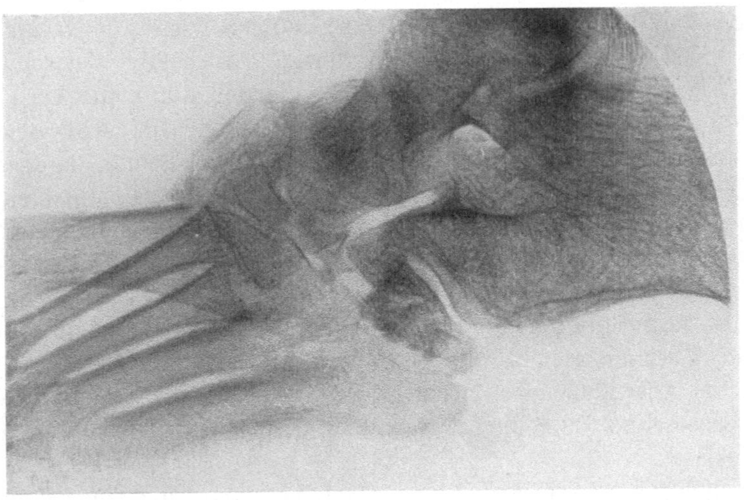

Abb. 31. Hohlfuß seitlich nach Tarsektomie und Osteotomie des Metat. I. Schonung des Chopart. Supination des inneren Fußstrahls.

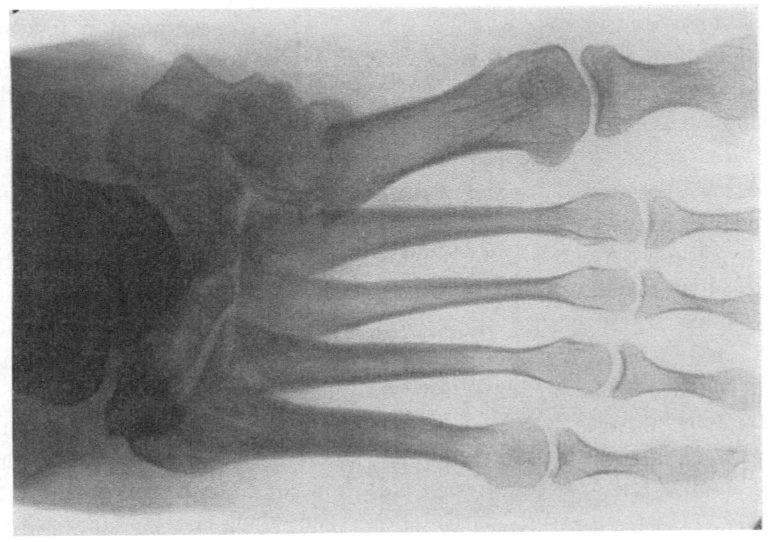

Abb. 32. Derselbe Fuß dorsoplantar. Beide Bilder 7 Wochen post. op.

Gelenk verschont. Die Knochenwundflächen müssen glatt aufeinander liegen. Das Periost und die Fascia dorsalis wird mit Catgutknopfnähten sorgfältig wieder verschlossen. Zum Schluß folgt die Hautnaht. Wird der Keil genügend groß gewählt und geschickt gelegt, so erübrigt sich eine besondere

Berücksichtigung der Klauenstellung der Zehen. Häufig bleibt bei solchem Vorgehen noch immer ein gewisser Tiefstand des Großzehenballens bestehen, der sich auch nach lege artis ausgeführter Tarsektomie nicht ausgleichen läßt, weil es sich eben hier um eine isolierte besondere Deformität des ersten Fußstrahls handelt. Dann wird auch noch das erste Metatarsale osteotomiert. Erst durch die jetzt mögliche supinatorische Aufbiegung des Fußinnenrandes wird das Gewölbe restlos aufgerollt.

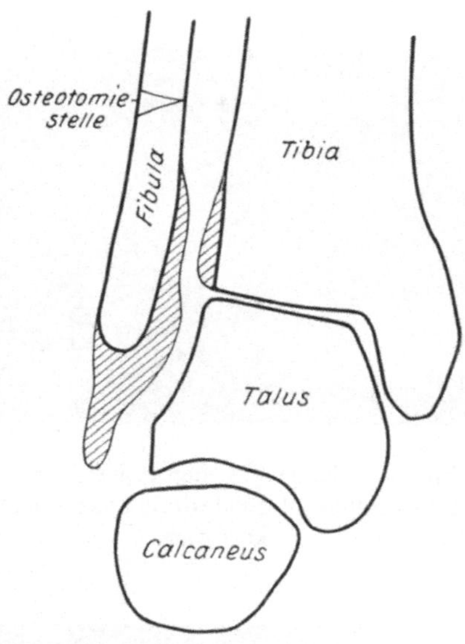

Abb. 33. Schema der Operation zur Beseitigung der Rückfußdeformität. Die schraffierten Teile werden reseziert.

Wenn nötig, wird die Supination des Rückfußes durch eine Keilexcision aus dem Calcaneus von einem seitlichen Hautschnitt aus nach der Angabe Hohmanns korrigiert. Dabei ist auf die Schonung der Peroneen Bedacht zu nehmen.

In allerletzter Zeit habe ich den Versuch gemacht, die Stellung des Rückfußes dadurch zu bessern, physiologischer zu gestalten, daß ich den äußeren Malleolus operativ angriff. Die Rückverlagerung des unteren Fibulaendes ist ja ein von vielen Patienten als besonders störend empfundenes Symptom des Hohlfußes. Und abgesehen vom Kosmetischen könnte es für die Dauer des Resultates entscheidend sein, wenn es gelänge, gleichzeitig mit diesem Symptom die Supination des Calcaneus zu beeinflussen. Ich führte die Operation — in bisher etwa 10 Fällen — so aus, daß ich nach vorhergegangener Osteotomie der Fibula in durchschnittlich 5 cm Höhe über dem Malleolus diesen selbst aus seiner Bandverbindung mit der gesamten Nachbarschaft löste, die Spitze und die innere Hälfte mitsamt dem vorspringenden Konsol der Incisura fibularis tibiae mittels Meißelschlag resezierte (s. Abb. 33), dann den Malleolus nach vorne und oben verschob und mit dickem

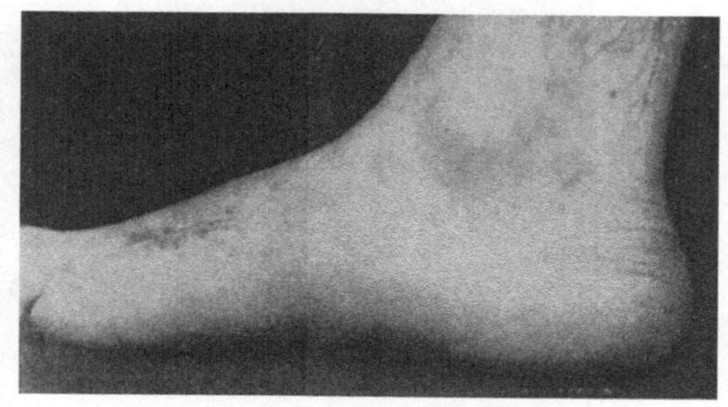

Abb. 34. Leichter Hohlfuß, mit Redressement und Osteotomie des Metatarsale I ideal korrigiert.

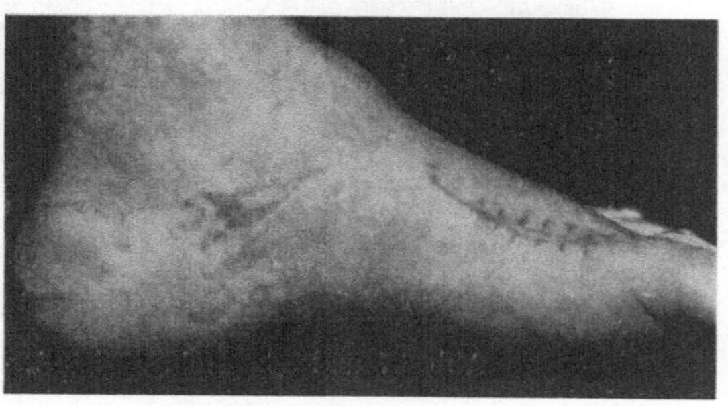

Abb. 35. Mittlerer Hohlfuß, wie oben bei Spina bif. occ., mit Osteotomie des ersten Mittelfußknochens gut korrigiert.

Catgut befestigte. Der Calcaneus ließ sich darauf leicht in überkorrigierte Stellung bringen. Die Peroneen sind sorgfältig zu schonen. Beiliegende Skizze veranschaulicht den Gang der Operation. Natürlich kann auch der äußere Teil des Malleolus reseziert werden. Die Gelenkfläche der Knöchelgabel würde dadurch mehr geschont. Welcher Eingriff vorzuziehen ist, kann noch nicht gesagt werden, da Dauerresultate noch nicht bekannt sind. Bis jetzt ist noch keine Schädigung beobachtet worden. Das kosmetische Resultat ist glänzend. Ich glaube, daß diese Operation ein Fortschritt in der Behandlung der Rückfußdeformität bedeutet. Möglicherweise läßt sie sich auch beim Klumpfuß Erwachsener mit Nutzen verwenden.

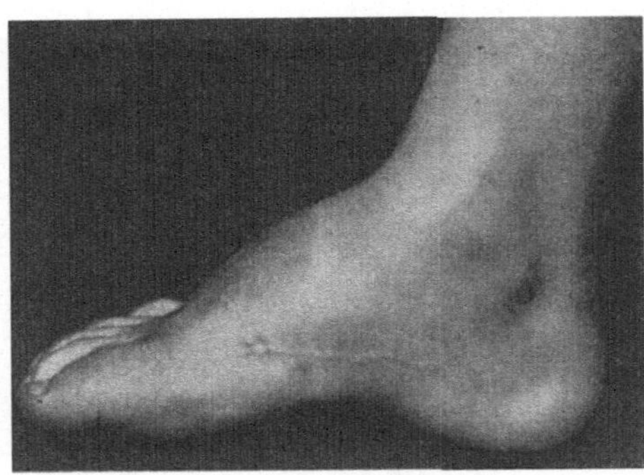

Abb. 36. Knöchern deformierter Hohlfuß, nach derselben Methode durchaus ungenügend korrigiert.

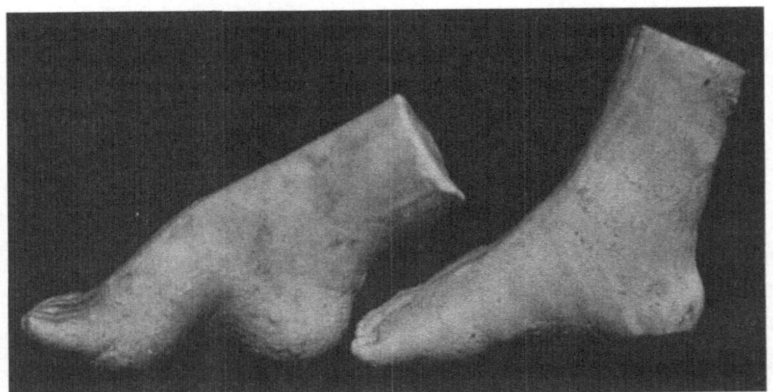

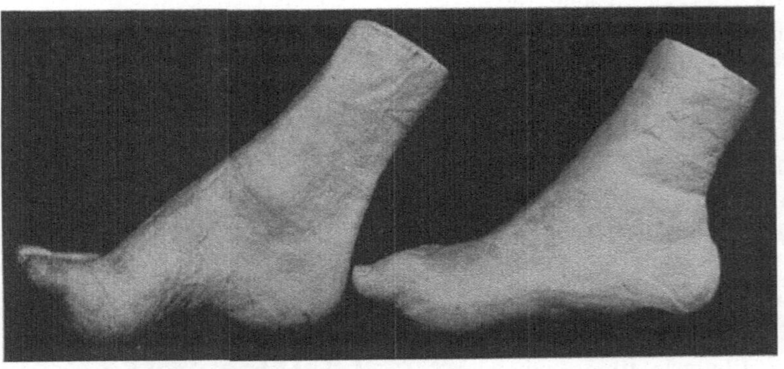

Abb. 37 und 38. Hohlfuß mit Tarsektomie korrigiert.

Operiert wird nach Möglichkeit in einer Sitzung, in Allgemeinnarkose, ohne Blutleere. Eine vorherige Unterbindung der Art. plantaris lateralis, wie sie Brandes wenigstens eine Zeitlang geübt hat, kann mit Kölliker als entbehrlich bezeichnet werden. Auf exakteste Blutstillung wird größter Wert gelegt, in Verbindung damit auch auf gute Fixation der Knochenwundflächen aufeinander; es besteht sonst die große Gefahr, daß sich Hämatome bilden, die leicht sekundär infiziert werden können. Sowie dieser Fall eintritt, ist das ganze Resultat in Frage gestellt: man muß den Verband aufschneiden, den korrigierenden Druck herabsetzen, Nähte lockern usw.

Die Verbandsperiode dauert 5 bis 6 Wochen. Stets ist eine Überkorrektur anzustreben. Nach Abnahme des Verbandes kann mit aktiver und passiver

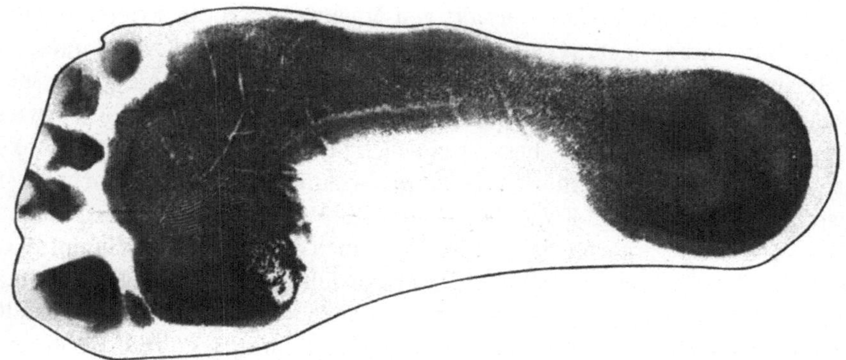

Abb. 39. Mittlerer Hohlfuß bei 20jährigem Mädchen. Vor der Operation.

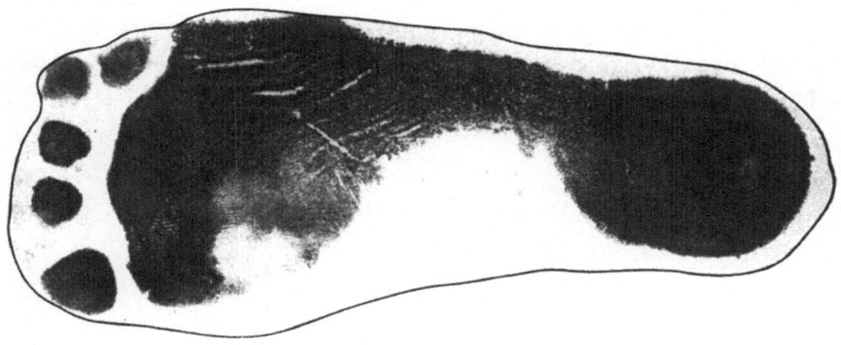

Abb. 40. Derselbe Fuß im Abdruck nach der Operation. Sohlennische wesentlich kleiner.

Gymnastik begonnen werden. Für die Rekonstruktion der queren Fußwölbung ist eine Einlage aus Leichtmetall mit leicht erhöhtem Außenrand erforderlich, wie sie Hohmann beschreibt. Zweckmäßig ist das Tragen von Valgusschuhen (Weinert).

Die nachfolgenden Abbildungen mögen das Gesagte veranschaulichen und die Resultate zeigen. Erstaunlich ist stets wieder, zu sehen, wie glatt unter normalen Verhältnissen die normale Fußform sich wiederherstellt, trotz des manchmal sehr großen Verlustes an Knochensubstanz. Man hat unbedingt den Eindruck, daß diese Eingriffe, so blutig sie auch scheinen mögen, für den Fuß wesentlich schonender verlaufen als das brutale Redressement, besonders mit dem Schultzeschen Osteoclasten, zumal wenn man sich der Beschreibung von Beck erinnert. Dosierung und Lokalisierung des Eingriffs, Begrenzung auf das Notwendige, Vermeidung von Nebenverletzungen sind bei der blutig operativen Methode jedenfalls viel sicherer und genauer. Allerdings muß die Möglichkeit offengehalten werden, daß es vielleicht später mit vervollkommnetem Instrumentarium gelingen wird, die jetzt noch bestehenden Fehler der Methode des Redressements, die ja zweifellos den Vorzug einer größeren „Natürlichkeit" hat, auszumerzen.

Anhangsweise sei es gestattet, auf eine Operationsmethode des Hohlfußes noch kurz hinzuweisen, die ich für sogenannte Dreschflegelfüße mit stark vermehrtem Fußgewölbe ausgebaut habe. Sie kommt also nur für Fälle mit nahezu völligem Ausfall der aktiven Muskeltätigkeit in Frage, bei denen mit der Beseitigung der vermehrten Exkavation auch eine Arthrodesierung der Sprunggelenke erwünscht ist. Wegen des literarischen Teils sei auf die seiner Zeit erschienene Arbeit im Archiv f. orthop. Chir. 1923 verwiesen. Das Prinzip der Operation besteht darin, daß der Talus temporaer exstirpiert, rücksichtslos modelliert und dann wieder in das entknorpelte Bett eingepflanzt wird. Der Kopf fällt beim Hohlfuß fast völlig fort, auch ein großer Teil der Unterfläche. Meist ist auch eine starke Klumpfußkomponente zu korrigieren. Gleichzeitig werden alle plantaren Weichteile durchschnitten, wenn nötig, auch die typische Osteotomie des ersten Mittelfußknochens gemacht und übermäßige Spitzfußstellungen durch Achillotenotomie ausgeglichen. Mehrere Fälle von derartigen Dreschflegelfüßen, die schließlich auch eine Abart des paralytischen Hohlfußes darstellen, wurden auf die angegebene Art mit Erfolg behandelt. Der Vorteil gegenüber der einfachen Tarsektomie liegt darin, daß mit einem Eingriff von einem Bestandteil des Fußskeletts aus die Deformität ausgeglichen und die gewünschte Arthrodese erreicht wird.

Literatur.

1. v. Aberle: Über das modellierende Redressement des Klumpfußes Erwachsener. Naturforscherversammlung 1906.
2. Albert: Lehrbuch der Chirurgie.
3. Altschul: Röntgenbefunde bei Myelodysplasie. Röntgenkongreß 1914.
4. Badin: Pes plano-valgus und Röntgenstrahlen. Fortschr. a. d. Geb. d. Röntgenstr. Bd. 21.
5. Bähr: Ebenda. Bd. 18.
6. Baisch: Der Plattfuß. Ergebn. d. Chirurg. u. Orthop. 1911.
7. — Bau und Mechanik des normalen Fußes und des Plattfußes. Zeitschr. f. orthop. Chirurg. Bd. 31.
8. Barwell: Pes planus and pes cavus. Edinburgh med. journ. 1898 (bei Nasse).
9. Bayer: Zur Ätiologie des Pes calcaneus. Prag. med. Wochenschr. 1893.
10. Beck, O.: 1. Die Spina bifida occulta und ihre ätiologische Beziehungen zu den Deformitäten der unteren Extremität. Ergebn. d. Chirurg. u. Orthop. 1922.
11. — 2. Spina bifida occulta und angeborener Klumpfuß. Münch. med. Wochenschr. 1920.
12. — 3. Kritischer Beitrag zur Spina bifida occulta. Zeitschr. f. orthop. Chirurg. Bd. 43.
13. — Zur operativen Behandlung der Hammer- und Klauenzehen. Zeitschr. f. orthop. Chirurg. Bd. 45 u. Zentralbl. f. Chirurg. 1924, Nr. 16.
14. – Praktisch wichtige Probleme aus der Muskelmechanik. Zeitschr. f. orthop. Chirurg. Bd. 45.
15. — Diskussionsbemerkung zum Thema Klumpfuß. Orthop. Kongreß 1923. Zeitschr. f. orthop. Chirurg. Bd. 45, S. 102.
16. van der Beck: Die Valgustheorie Duchennes de Boulogne. Zeitschr. f. orthop. Chirurg. Bd. 10.
17. Beely: Bei Kirchhoff, Zeitschr. f. orthop. Chirurg. 1891 (Nasse).
18. Bettmann: Beitrag zur operativen Behandlung des schmerzhaften Spreizfußes. Zeitschr. f. orthop. Chirurg. 45. Kongreß.
19. Bibergeil: Die Beziehungen der Spina bifida zum Klauenhohlfuß. Zeitschr. f. orthop. Chirurg. Bd. 33.
20. Biesalski und Mayer: Physiologische Sehnenverpflanzung.
21. Binet und Heuilly: Les varietes anatomiques de pied creux. Rev. d'orthop. 1910. (Bei Borchard.)
22. Böhler: Die Stellung des Vorfußes beim Plattfuß, Klumpfuß und Hohlfuß. Orthop. Kongr. 1922. Zeitschr. f. orthop. Chirurg. Bd. 44.
23. Borchard: Im Handb. d. prakt. Chirurg. Bd. 6.
24. Brandes: Über die operative Behandlung der Klauenhohlfüße. Arch. f. orthop. u. Unfall-Chirurg. Bd. 19.
25. — Diskussionsbemerkung. Orthop. Kongreß 1923. Zeitschr. f. orthop. Chirurg. Bd. 45.
26. Braus: Lehrbuch der Anatomie. Berlin 1920.
27. Brown: Observation, especially with the Roentgen rays on the artificially deformed foot of the Chines lady of rank in relation to the functional pathogenesis of deformity. Journ. of med. research. Boston. 1903. X.
28. Brüning: Beitrag zur Lehre vom Fußgewebe und vom Plattfuß. Zeitschr. f. orthop. Chirurg. Bd. 42.

29. Budde: Zur Pathologie des Processus trochlearis calcanei. Münch. med. Wochenschrift. 1924.
30. Cassirer: Nach Borchard.
31. Clarke: Some observations on the pathologie and the treatment of pes cavus. Edinburgh med. journ. 1902.
32. Cramer: Beitrag zur Behandlung des Hohlfußes. Arch. f. orthop. u. Unfall-Chirurg. Bd. 11.
33. — Klauenhohlfuß und Spina bifida occulta. Orthop. Kongreß 1913 und 1914. Zeitschr. f. orthop. Chirurg. und Münch. med. Wochenschr. 1913.
34. — Zur Anatomie der Spina bifida occulta. Zeitschr. f. orthop. Chirurg. Bd. 32.
35. — Der Plattfuß. In Neue deutsche Orthopädie (im Druck). 1925.
36. Cross, Ch.: Feet and arches. Ref. Zentralbl. f. Chirurg. XI, 2.
37. Debrunner: Über die Wirkung einiger Fußmuskeln, insbesondere im Hinblick auf den Hohlfuß. Münch. med. Wochenschr. 1924, Nr. 9 und Kongreß 1923. Zeitschr. f. orthop. Chirurg. Bd. 45.
38. — Über die Funktion des Musc. abductor hallucis und ihre Beziehung zum Hallux valgus und zum Plattfuß. Arch. f. orthop. u. Unfall-Chirurg. 1920.
39. Delbet: L'arthrodese de l'articulation mediotarsienne. Bull. et mém. de la soc. de chir. de Paris. Tom. 29.
40. Demmer, Romisch und Rotter: Über die Mechanik des normalen und Plattfußes und eine neue Mechanotherapie des letzteren. Ergebn. d. Chirurg. u. Orthop. 1919.
41. Depage: Osteotomie cuneiforme pour pied creux. Ref. Fortschr. a. d. Geb. d. Röntgenstr. Bd. 5.
42. Dubreuil: Rev. d'orthop. 1891 (nach Borchard).
43. Duchenne: Physiologie des mouvements.
44. Dunker: Der Klauenhohlfuß und verwandte Deformitäten als Folgeerscheinung der Spina bifida occulta. Zeitschr. f. orthop. Chirurg. Bd. 33.
45. v. Eißermann: Über die elektrischen Reizpunkte der Fußsohlenmuskulatur. Neurol. Zentralbl. Bd. 39, 5. 1920.
46. Elsner: Die Osteotomie und zeitweise Nagelung des Calcaneus bei blutiger Klumpfußoperation. Zentralbl. f. Chirurg. Bd. 11. 1924.
47. Engel, H.: Über einige technische Veränderungen an Redressionsapparaten. Arch. f. orthop. u. Unfall-Chirurg. XXII.
48. — Über den Wert der Spiegeluntersuchung menschlicher Füße. Arch. f. orthop. u. Unfall-Chirurg. XXIII. 1.
49. Engels: Über den normalen Fuß und den Plattfuß. Zeitschr. f. orthop. Chirurg. Bd. 12.
50. Feiß: Die Messung des Fußes, seiner verschiedenen Formen und Deformitäten. Zeitschr. f. orthop. Chirurg. Bd. 26.
51. Fetcher: Über die Vererbbarkeit des angeborenen Klumpfußes. Zentralbl. f. Chirurg. 1921 (Ref.).
52. Fick, L.: Zur Mechanik des Gehens. Müllers Arch. 1853.
53. — Hand und Fuß. Müllers Arch. 1857.
54. — R.: Über die Arbeitsleistung der auf die Fußgelenke wirkenden Muskeln. Festschr. f. Kölliker, Würzburg. 1892.
55. — Über die Arbeit der Fußgelenkmuskeln. Verhandl. d. anatom. Ges. Wien. 1892.
56. Handbuch der Anatomie und Mechanik der Gelenke. II. Teil. Jena 1910.
57. Fränkel: Weitere Beiträge zur Behandlung der Fußdeformitäten. Dtsch. med. Wochenschr. 1910. 27.
58. Fränkel, James: Der Fuß der Chinesin. Zeitschr. f. orthop. Chirurg. Bd. 14.
59. — Zur Operation Ludloffs bei Hallux valgus und Hohlklauenfuß. Zentralbl. f. Chirurg. 1922. 47.
60. Freiberg: Objective symptomatologie of foot strain. Ref. Zentrlo. f. d. ges. Chirurg. X. 4.
61. Frölich: Le pied creux. Presse méd. Bd. 31, 87. Ref. Zentrlo. f. d. ges. Chirurg. Bd. 26.
62. Fuchs: Über den klinischen Nachweis kongenitaler Defektbildungen in den unteren Rückenmarksabschnitten (Myelodysplasie). Wien. med. Wochenschr. 1909. 59.

63. Fuchs: Über Beziehungen der Enuresis nocturna zu Rudimentärformen der Spina bifida occulta. Wien. med. Wochenschr. 1910.
64. Galeazzi: Beitrag zur Therapie des paralytischen Hackenhohlfußes. Zeitschr. f. orthop. Chirurg. Bd. 28.
65. Gaugele: Über die Heilung der Fußschmerzen durch das Schuhwerk usw. Arch. f. orthop. u. Unfall-Chirurg. Bd. 7.
66. — Der Hohlfuß und verwandte Fußverbildungen. Versuche einer Klassifikation. Zentralbl. f. Chirurg. 1924. 33.
67. Geiges: Ein Beitrag zur Ätiologie des Klauenhohlfußes. Brun's Beitr. z. klin. Chirurg. Bd. 78 u. 84.
68. Giani: Die Funktion des Tibialis anticus in Beziehung zur Pathogenese des statisch-mechanischen Plattfußes. Zeitschr. f. orthop. Chirurg. Bd. 14.
69. — Der Tibialis anticus und die Pathogenese des statisch-mechanischen Plattfußes. Zeitschr. f. orthop. Chirurg. Bd. 23.
70. Gibney: Artificial feet in a case of arrested development. New York med. journ. Vol. 37. 1890.
71. — A simple and efficient treatment of talipes calcaneus paralyticus in young children. Med. Nws. 1900.
72. — Talipes calcaneus paralyticus. Arch. of pediatr. Vol. 9. 1892.
73. — The non-operative treatment of metatarsalgia. Journ. of nerv. and ment. dis. Vol. 21. 1894.
74. — The operative treatment of talipes calcaneus paralyticus. Ann. of surg. 1890.
75. Glasewald: Die Maulschellenbewegung des Fußes usw. Arch. f. orthop. u. Unfall-Chirurg. Bd. 23.
76. Gräßner: Der röntgenologische Nachweis der Spina bifida occulta. Röntgenkongreß 1914 und Festschr. zur Feier des 10jährigen Bestehens der Akad. f. prakt. Med. Köln 1915.
77. Guradze: Die operative Behandlung des Klauenhohlfußes mit Exstirpation des os naviculare. Orthop. Kongreß 1920.
78. — Das Wesen und die Behandlung des Hohlfußes, Klauenhohlfußes und Hackenfußes. Zentralbl. f. Chirurg. 1921. 19.
79. Hackenbroch: Zur operativen Behandlung des Klauenhohlfußes. Zentralbl. f. Chirurg. 1924. 10.
80. — Beitrag zur Ätiologie, Klinik und Therapie der Spina bifida occulta. Münch. med. Wochenschr. 1922.
81. — Über das Vorkommen angeborener Veränderungen des zentralen und peripheren Nervensystems bei kongenitalen Fußdeformitäten, unter Berücksichtigung eigener pathologisch-anatomischer Untersuchungen. Arch. f. orthop. u. Unfall-Chirurg. XXII. 4. 1924.
82. — Ebenso. Niederrh. chirurg. Vereinigung. Zentralbl. f. Chirurg. 1924.
83. — Der Hohlfuß. Ergebn. d. Chirurg. u. Orthop. 1924.
84. — Über Rezidive nach Hohlfußoperationen. Arch. f. orthop. u. Unfall-Chirurg. 1925 u. Zentralbl. f. Chirurg. 1925.
85. — Eine neue Operation zur Beseitigung der Supination des Rückfußes bei Hohlfuß. Zentralbl. f. Chirurg. 1925.
86. — Arthrodese des Fußgelenks mittels temporärer Talusexstirpation. Arch. f. orthop. u. Unfall-Chirurg. 22.
87. Haberer: Schädel und Skeletteile aus Peking. Bd. I. (Bei Nasse.)
88 Habicht: Hallux valgus und Metatarsalgie. Arch. f. orthop. Chirurg. XX.
89. Hacker: Behandlung des Pes calcaneus paralyticus. Wien. med. Presse 1886.
90. Haglund: Radiographische Studie über die funktionelle Spongiosastruktur des Calcaneus. Upsala 1903. (Bei Nasse.)
91. — Prinzipien der Orthopädie. Jena 1924.
92. Hasebroek: (Bei Gaugele).
93. Heidrich: Erfolge der Sehnenplastik nach Wullstein beim Klumpfuß. Südostdeutsche chirurg. Vereinigung Breslau. Zentralbl. f. Chirurg. 1924. 22.
94. Henke: Die Kontrakturen der Fußwurzel. Zeitschr. f. rat. Med. Bd. 3.
95. — Die Kontroversen über die Fußgelenke. Ebenda. Bd. 2. 1857.
96. — Die Bewegung des Fußes am Sprungbein. Ebenda. Bd. 7. 1859.

97. Herz: Der Bau des Negerfußes. Zeitschr. f. orthop. Chirurg. Bd. 11.
98. Heusner: Über die Entstehung und Behandlung des Hohlfußes. Arch. f. klin. Chirurg. Bd. 69.
99. Hintze: Die Fontanella lumbo-sacralis und ihr Verhältnis zur Spina bifida occulta. Arch. f. klin. Chirurg. Bd. 119. 1922.
100. — Wann ist die Spina bifida ein pathologischer Befund? Chirurg. Kongreß 1921.
101. Hoffa: Zur orthopädischen Behandlung des Pes calcaneus paralyticus. Zeitschr. f. orthop. Chirurg. Bd. 2. 1893.
102. — Lehrbuch. Stuttgart 1920.
103. — Der menschliche Fuß und seine Bekleidung. Würzburg 1899.
104. Hofmann: Die Resektion des Lisfrancschen Gelenkes zur Therapie des Hohlfußes Brun's Beitr. z. klin. Chirurg. Bd. 60.
105. Hohmann: Über Fußwurzelkontrakturen beim statischen Pes valgus und planovalgus. Orthop. Kongreß 1922. Zeitschr. f. orthop. Chirurg. Bd. 44.
106. — Über Hallux valgus und Spreizfuß. Entstehung und physiologische Behandlung. Arch. f. orthop. u. Unfall-Chirurg. 1923. Bd. 21.
107. — Probleme der Plattfußfrage. Orthop. Kongreß 1923. Zeitschr. f. orthop. Chirurg. Bd. 45.
108. — Fuß und Bein. München 1923.
109. Hueter: Grundriß der Chirurgie. 1883.
110. Hutchins, Charles P.: Weahrend foot; its treatment and correction. Med. rec. 97. 17. 1922. Ref. Zentrlo. f. d. ges. Chirurg. 8, 6.
111. Iselin: Nach Schultheß.
112. Janke: Röntgenbefunde bei Bettnässern. Dtsch. Zeitschr. f. Unfallheilk. 1916.
113. Jeanne: De la voute plantaire et du pied creux congenital par malformation osseuse. Thèse de Paris 1897.
114. Joachimsthal: Handbuch d. orthop. Chirurg. Jena 1906.
115. — Über Pes calcaneus. Freie Vereinigung d. Chirurg. Berlins. 14. Nov. 1898 (bei Nasse).
116. Jones: An operation for paralytic calcaneus. Americ. journ. of orth. surg. 1908. 4 (bei L. Mayer).
117. Judson: Mechanical treatment of talipes calcaneus. New York med. journ. May. 16. 1885.
118. — A critism of Willets operation of talipes calcaneus. Ebenda. Aug. 23. 1890 (bei Nasse).
119. Kazda, Der Hammerzehenquerplattfuß. Arch. f. orthop. u. Unfall-Chirurg. Bd. 22. 1924.
120. Keith: Vorlesungen über die Haltung des Menschen, ihre Entwicklung und ihre Störungen. Engl. Boston med. journ. 3251. 1923. Ref. Zentrlo. f. d. ges. Chirurg. 1924.
121. Kirchhoff: Zur Therapie des Hohlfußes. Zeitschr. f. orthop. Chirurg. Bd. 1. 1892.
122. Knauer: Ursachen und Folgen des aufrechten Ganges des Menschen. Zeitschr. f. d. ges. Anat. Abtl. 3. Ergebn. d. Anat. u. Entwicklungsgesch. Bd. 22. 1914.
123. Knorr: Übertrittsstellung als einfaches Mittel, um Gipsabgüsse zu nehmen. Zentralbl. f. Chirurg. 1924. 13.
124. Kochs: Zur Statistik, Pathologie und Therapie des angeborenen Klumpfußes. Arch. f. orthop. u. Unfall-Chirurg. 1922. Festschr. f. Cramer.
125. Kölliker: Hauptreferat über Hohlfuß. Orthop. Kongr. 1923. Zeitschr. f. orthop. Chirurg. Bd. 45.
126. Kortzeborn: Zentralbl. f. Chirurg. 1922.
127. Kreuz: Die Hammerzehe und ihre Operation nach Gocht. Arch. f. orthop. u. Unfall-Chirurg. Bd. 21. 3.
128. — Spastischer Spitzfuß und postoperativer Hackenfuß. Ebenda. 23.
129. Lackner: Über Hohlfußbehandlung. Ebenda. Bd. 20. 1922.
130. Lange: Der Spitzfuß. Lehrbuch der Chirurgie. von Wullstein-Wilms.
131. — Lehrbuch der Orthopädie. Stuttgart 1922.
132. Laroyance: Le pied creux. Presse méd. Tom. 31. p. 87. 1923.
133. Laurent: Une nouvelle operation pour pied creux adulte. Bull. de l'academ. roy. de Belge. Tom. 7. 1900.

134. Leri und Engelhard: Chronisches trophisches Ödem und Spina bif. occ. Ref. Zentrlo. f. d. ges. Chirurg. Bd. 10. 1921 (franz.).
135. Lerich, G. Murray: The musculature of the foot and its treatment by electricity. Journ. of orthop. surg. Vol. 3. p. 7. 1921. Ref. Zentrlo. f. d. ges. Chiurg. Bd. 14. 9.
136. Ludloff: Zur Beseitigung des Hallux valgus usw. Arch. f. klin. Chirurg. 110.
137. — Die Rolle des Tibialis posticus bei der Entstehung und Behandlung des Klumpfußes. Zentralbl. f. Chirurg. 1924. 16.
138. Maaß: Über den Einfluß pathologischer Druck- und Zugspannungen auf das Knochenwachstum. Zeitschr. f. orthop. Chirurg. Bd. 44.
139. Mayer, E.: Zur Behandlung des Hallux valgus. Arch. f. orthop. u. Unfall-Chirurg. Bd. 20.
140. — Leo: Beitrag zur Pathologie und Therapie des Hackenhohlfußes. Zeitschr. f. orthop. Chirurg. Bd. 38. 1918.
141. Meßmer: Über Knochenveränderungen bei Pes calcaneus congenitus. Arch. f. klin. Chirurg. Bd. 42 u. Zeitschr. f. orthop. Chirurg. Bd. 1.
142. Meusel: Krankheiten des Fußes, in Gerhards Handbuch der Kinderkrankheiten. 1887.
143. von Meyer: Statik und Mechanik des menschlichen Fußes. Jena 1886.
144. — Ursache und Mechanismus der Entstehung des erworbenen Plattfußes. Jena 1883.
145. — Die Kontroversen in der Plattfußfrage. Dtsch. Zeitschr. f. Chirurg. 21.
146. — A.: Zur Hohlfußbehandlung. Arch. f. orthop. u. Unfall-Chirurg. Bd. 23. 1924.
147. Michaelis: Neuer Beitrag zur Statik des Plattfußes. Orthop. Kongr. 1920.
148. Mills: Einige hauptsächlich vorkommenden Fußdeformitäten in der allgemeinen Praxis. Practionar. 108. 5. Engl. Ref. Zentrlo. f. d. ges. Chirurg. 1923.
149. Morton, Dutley: Evolution of the longit. arch. Journ. bone surg. 6. 1.
150. Müller, E.: Der idiopathische Hohlfuß. Brun's Beitr. z. klin. Chirurg. Bd. 72.
151. — Walter: Normale und pathologische Physiologie des Knochens. Leipzig 1924.
152. Mutuel: Pied creux essentiel et spina bifida occlusa. Rev. d. orthop. Tom. 27. Ref. Zentrlo. f. d. ges. Chirurg. 1920.
153. Nasse: Chirurgische Krankheiten der unteren Extremitäten. Dtsch. Chirurg. Bd 66 (Literatur).
154. Nieny: Über den Knickfuß und seine Messung. Zeitschr. f. orthop. Chirurg. 1902.
155. Nikalodoni: Über den Pes calcaneus. Arch. f. klin. Chirurg. Bd. 26. Wien. med. Presse Bd. 22. Wien. med. Wochenschr. 1882 u. 1894.
156. — Nachtrag zum Pes calcaneus und zur Transplantation der Peronealsehnen. Arch. f. klin. Chirurg. Bd. 27.
157. — Über die Bedeutung des Tibialis post. und der Sohlenmuskeln für den Plattfuß. Dtsch. Zeitschr. f. Chirurg. Bd. 67.
158. Oertel, Beitrag zur Anatomie und vergleichenden Anatomie des Processus trochlearis calcanei als Grundlage für seine Pathologie. Virchows Arch. f. pathol. Anat. u. Physiol. Bd. 247. 3.
159. Oppenheim: Lehrbuch der Nervenkrankheiten.
160. Peltesohn: Untersuchung über die Einwirkung der Belastung auf den Hackenfuß mittels Röntgenaufnahmen. Zeitschr. f. orthop. Chirurg. Bd. 36.
161. — Beitrag zur Kenntnis der angeborenen Fußverbildungen. Berl. klin. Wochenschr. 1920. 5.
162. Perreaux: Le pied creux essentiel. Thèse de Paris. 1907.
163. Perthes: Über den künstlich mißstalteten Fuß der Chinesin im Hinblick auf die Entstehung der Belastungsdeformitäten. Arch. f. klin. Chirurg. Bd. 67.
164. — Über die chinesischen Frauenfüße im Hinblick auf die Genese der Belastungsdeformitäten. Chirurg. Kongr. 1902.
165. — Diskussion Mittelrh. Chirurg.-Tagung. Zentralbl. f. Chirurg. 1924. 16.
166. Petersen: Zum Mechanismus des Plattfußes. Arch. f. klin. Chirurg. Bd. 69.
167. Petko: Über die Möglichkeit der aktiven Hebung des Fußgewölbes bei Pes planus. Zeitschr. f. orthop. Chirurg. Bd. 42.
168. Preiser: Statische Gelenkerkrankungen. Stuttgart 1911.
169. — Der Hohlfuß, im Lehrbuch von Lange.

170. Pröbster: Sammelreferat über die amerikanische Orthopädie. Zeitschr. f. orthop. Chirurg. Bd. 44.
171. Pürkhauer: Zur Pathologie und Therapie des Hackenhohlfußes. Zeitschr. f. orthop. Chirurg. Bd. 30.
172. de Quervain: nach Schultheß.
173. Redard: Du traitement du pied creux. Gaz. de Paris 1896 (bei Nasse).
174. Reiser: Beiträge zur Architektur des Calcaneus. Zeitschr. f. orthop. Chirurg. Bd. 31.
175. Renau: Zit. nach Laroyance.
176. Rey: Die Abhängigkeit der Fußform von dem Verlauf der Traglinie. Zeitschr. f. orthop. Chirurg. Bd. 43.
177. Riedel: Die operative Beseitigung des Klauenhohlfußes. Klin. Wochenschr. 1924. 5.
178. — Dasselbe. Zentralbl. f. Chirurg. 1924. 26.
179. Roeren: Über progrediente Fußdeformitäten bei Spina bifida occulta. Arch. f. orthop. u. Unfall-Chirurg. Bd. 19. 1921.
180. — Kritischer Beitrag zur Spina bifida occulta. Zeitschr. f. orthop. Chirurg. Bd. 43. 1923.
181. Roux: Aux pieds sensibles. Rev. méd. de la Suisse romande. 40. 9. Ref. Zentrlo. f. d. ges. Chirurg. Bd. 7. 11.
182. Scalone: Die operative Behandlung des Hohlfußes. Ref. Zentrlo. f. d. ges. Chirurg. 1923.
183. Schaffer: Non deforming clubfoot. New York med. journ. May 1885.
184. Schäffer und Weil: Elektrographische Untersuchungen über die Muskelspasmen beim kontrakten Plattfuß. Mitt. a. d. Grenzgeb. d. Med. u. Chirurg. 1921. 34. 3.
185. Schede: Zur Technik der Plattfußbehandlung. Arch. f. orthop. u. Unfall-Chirurg. Bd. 21.
186. Scheffler: Beitrag zur Behandlung des Pes calcaneus paralyticus. Klin.-ther. Wochenschr. 1903.
187. Scherb: Die transossäre Extensorenfixation beim Hohlfuß. Klin. Wochenschr. 1924. 18.
188. — Bemerkungen zur Ätiologie des Klauenhohlfußes. Zeitschr. f. orthop. Chirurg. Bd. 44. 4.
189. Schinz: Die Fußspur. Ref. Zentrlo. f. d. ges. Chirurg. Bd. 8. 1.
190. Schultheß: Zur Ätiologie und Behandlung des Hohlfußes. Orthop. Kongr. 1912.
191. Schultze, F.: Die Einteilung des Plattfußes in seine einzelnen Formen und deren Behandlung. Zeitschr. f. orthop. Chirurg. Bd. 42. 1.
192. — Die Behandlung der traumatischen Varusdeformität, insbesondere der Calcaneusdeformität. Orthop. Kongr. 1920.
193. — Der orthopädische Tisch nach F. Schultze. Melsungen: Braun.
194. Schwalbe: Morphologie der Mißbildungen. Stuttgart.
195. Schwann: Zur Pathologie und Therapie des paralytischen Hackenhohlfußes. Zeitschr. f. orthop. Chirurg. Bd. 40. 4.
196. Simon: Zur Behandlung des Hallux valgus usw. Arch. f. klin. Chirurg. 1915.
197. — Diskussion. Zentralbl. f. Chirurg. 1924. 26.
198. Steindler: Die Behandlung des Hohlfußes. Arch. of surg. Vol. 2. 2. 1921. Ref. Zentrlo. f. d. ges. Chirurg. Bd. 12. 10.
199. Stracker: Orthop. Kongr. 1923. Diskussion zum Hohlfuß. Zeitschr. f. orthop. Chirurg. Bd. 45.
200. Straßer: Lehrbuch der Gelenkmechanik. Bd. 3. Berlin 1917.
201. Teayne: Über Pes calcaneus. Diss. Berlin 1903.
202. Tengue: Über den Pes calcaneus. Diss. Berlin 1903.
203. Teske: Die Bedeutung der einzigen gesunden Strecksehne für die Entwicklung zum Spitzklumpfuß und Spitzknickfuß. Ein Beitrag zur Hueter-Volkmannschen Drucktheorie. Zentralbl. f. Chirurg. 1924. 6.
204. Tietze: Die Architektonik der Fußsohle. Bruns Beitr. z. klin. Chirurg. 1922.
205. Tsing Yü: Die anatomischen Veränderungen des Talus und die therapeutischen Resultate der Talusexstirpation beim angeb. Klumpfuß. Arch. f. orthop. u. Unfall-Chirurg. Bd. 21. 1923.

206. Tubby: Deformities. 1896 (bei Borchard).
207. Upmann: Ein Fall von Pes equinus paralyt. und calcaneus paralyticus. Diss. Leipzig 1903.
208. Virchow, H.: Das Skelett eines verkrüppelten Chinesinnenfußes. Zeitschr. f. Ethnol. 1903.
209. — Die Aufstellung des Fußskeletts. Anat. Anzeig. Bd. 7. 1892.
210. — Über die Dicke der Weichteile an der Unterseite des Fußes beim Stehen. Verhandl. d. phys. Ges. Berlin. Arch. f. Anat. u. Physiol. 1900.
211. — Röntgenbilder von dem Fuß des Fußkünstlers Unthan. Zeitschr. f. Ethnol. Bd. 48. 1916.
212. — Über Fußskelette farbiger Rassen. Ibid.
213. — Über die graphische und plastische Aufnahme des Fußes. Verhandl. d. Berl. anthrop. Ges. 1886.
214. — Über das Skelett eines wohlgebildeten Fußes. Verhandl. Physiol. Ges. Berlin. 1900.
215. — Weitere Mitteilungen über die Füße von Chinesinnen. Zeitschr. f. Ethnol. 1905.
216. Vogel: Einige Apparate zur gewaltsamen Redression von Fußdeformitäten. Zeitschr. f. orthop. Chirurg. 11.
217. Volkmann: Über Kinderlähmung usw. Klin. Vortr. Bd. 1 (bei Nasse).
218. Vollbrecht: Der künstlich verstümmelte Chinesinnenfuß. Fortschr. a. d. Geb. d. Röntgenstrahlen. Bd. 4.
219. Vulowitsch: Über den Pes calcaneus traumaticus. Diss. Berlin 1905.
220. Walsham: Four cases of talipes calcaneus of paralytic origin. Brit. med. journ. 1884 (bei Nasse).
221. Weidenreich: Der Menschenfuß. Zeitschr. f. Morph. u. Anthrop. Bd. 22. 1921.
222. Weinert: Zur Verhütung des Knick- und des Plattfußes. Arch. f. orthop. u. Unfall-Chirurg. Bd. 21 u. Orthop. Kongr. 1923.
223. Wette: Zur operativen Behandlung des schmerzenden Hohlfußes. Bruns Beitr. z. klin. Chirurg. Bd. 47.
224. Whitmann: The operative treatment. of paralytic talipes of the calcaneus type. Americ. journ. of the med. Sciences. 1901.
225. Willet: Remarcs upon resection of the tendon Achillis in paralytic talipes calcaneus. St. Barthol. hosp. journ. rep. Vol. 16 (bei Nasse).
226. Wisbrun: Über Fußsohlenschmerz bei Pes equino-excavatus. Zentralbl. f. Chirurg. 1923. Bd. 50. S. 31.
227. Wittek: Über Pes calcaneus traumaticus. Dtsch. Zeitschr. f. Chirurg. 64.
228. — Der kontrakte Plattfuß und seine Behandlung. Orthop. Kongr. 1923. Zeitschr. f. orthop. Chirurg. Bd. 45.
229. Woltmann: Spina bifida. Ref. aus d. Amerik. Zentrlo. f. d. ges. Chirurg. Bd. 10. 1921.
230. Zancani: Spina bifida mit schwerer Degeneration der Füße und Unterschenkel. (Italien). Ref. Zentrlo. f. d. ges. Chirurg. Bd. 11. 1921.

Ausführliche Literaturangaben zur Spina bifida bei H. Hintze: Arch. f. klin. Chirurg. Bd. 119. 1922. Beck: Ergebn. d. Chirurg. u. Orthop. 1922.